Dr Georges BLIN

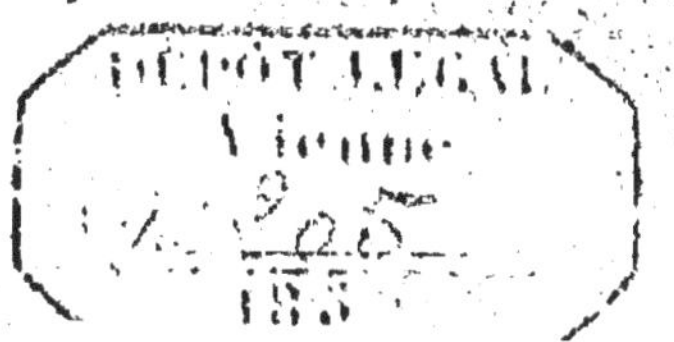

La Démence Précoce

Manifestations oculaires
Considérations sur la Pathogénie

Avec deux figures

PARIS
J.-B. BAILLIÈRE ET FILS
19, rue Hautefeuille, 19

1905

LA

DÉMENCE PRÉCOCE

MANIFESTATIONS OCULAIRES

CONSIDÉRATIONS SUR LA PATHOGÉNIE

Dr Georges BLIN

La Démence Précoce

Manifestations oculaires
Considérations sur la Pathogénie

Avec deux figures

PARIS
J.-B. BAILLIÈRE ET FILS
19, rue Hautefeuille, 19

1905

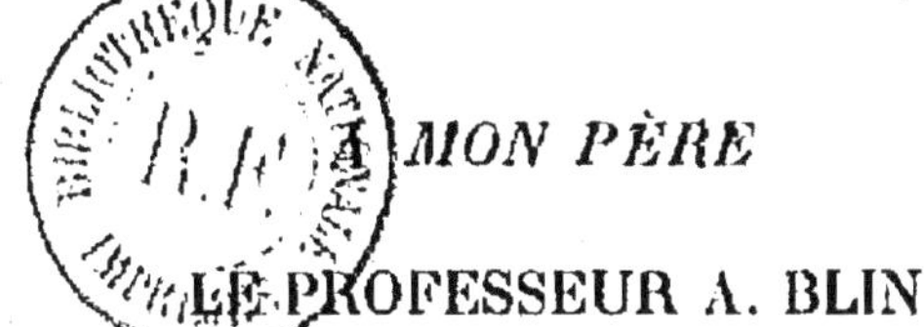

A MON PÈRE

LE PROFESSEUR A. BLIN

Professeur à l'Ecole de plein exercice de médecine
de l'Université de Rennes

LA

DÉMENCE PRÉCOCE

MANIFESTATIONS OCULAIRES

CONSIDÉRATIONS SUR LA PATHOGÉNIE

INTRODUCTION

Ce travail est une contribution à l'étude d'une psychose qui occupe actuellement une place importante dans les maladies de la mentalité.

Il a pour but de montrer l'intérêt que peuvent présenter dans cette psychose les symptômes oculaires, et en même temps d'en tirer des conséquences au point de vue de la pathogénie.

Voici la division que nous avons adoptée :

Dans le premier chapitre, nous donnons un exposé de l'état actuel des idées sur la Démence précoce.

Dans le deuxième chapitre, nous réunissons tous les troubles oculaires que nous avons trouvés dans les intoxications, les auto-intoxications et les maladies infectieuses.

Le chapitre III est consacré à l'étude des symptômes psychiques et physiques, qui constituent les signes sur lesquels s'établit le diagnostic de la maladie mentale en question.

Le quatrième chapitre contient l'exposé des manifestations oculaires observées jusqu'ici dans la Démence précoce.

Immédiatement après cet exposé, viennent les 87 observations sur lesquelles s'appuient nos conclusions.

Pendant près de deux ans, nous avons suivi nos malades, et tous nos examens oculaires ont été faits à la chambre noire, avec la plus grande attention, et à trois ou quatre reprises différentes pour chaque malade.

Nous terminons par une statistique indiquant le pourcentage des principales lésions oculaires observées.

Enfin, dans le chapitre V, nous nous efforçons, dans la mesure de nos moyens, et en nous appuyant sur des faits, de donner à la pathogénie de la Démence précoce des documents nouveaux.

25 avril 1905.

CHAPITRE PREMIER

Etude historique de la Démence précoce.

On a décrit sous le nom de Démence précoce une psychose qui débute le plus souvent dans l'adolescence et qui est caractérisée par un affaiblissement spécial et progressif des facultés intellectuelles, évoluant plus ou moins rapidement vers la démence (MASSELON).

L'accord étant, à l'heure actuelle, loin d'être réalisé entre les divers psychiâtres sur les limites qu'il convient de fixer à cette maladie mentale, nous croyons nécessaire, au début de ce travail, de donner rapidement un aperçu de la question.

Bien que née en France, et baptisée par MOREL, la Démence précoce nous est revenue d'Allemagne; c'est surtout depuis le remarquable rapport de CLAUS au Congrès de Bruxelles sur la catatonie, que les aliénistes français se sont occupés très activement de cette psychose. La doctrine allemande eut alors des détracteurs obstinés et de non moins fervents défenseurs.

Parmi les premiers, nous citerons MAGNAN, Paul GARNIER, MARANDON DE MONTYEL, parmi les seconds, DENY qui a défendu ses idées dans le rapport très documenté qu'il a présenté au Congrès de Pau, en août 1904.

Nous nous permettons de puiser largement dans ce rapport, pour l'historique sommaire que nous nous proposons de faire ici.

HISTORIQUE DE LA DÉMENCE PRÉCOCE

Bien qu'on ait essayé de faire remonter à PINEL la première notion de la Démence précoce, c'est à ESQUIROL qu'appartient le mérite d'avoir nettement isolé les cas où la démence survenait après une période normale de ceux où les facultés intellectuelles n'avaient jamais existé.

C'est lui aussi qui décrivit le premier le négativisme et les stéréotypies, symptômes qui sont si fréquents et si importants pour le diagnostic de cette maladie mentale.

ESQUIROL, qui substitue le mot d'idiotie à celui d'idiotisme, conçoit une idiotie accidentelle ou acquise qu'il sépare nettement de la démence.

C'est à MOREL que revient la création du terme Démence précoce. Il s'en servit pour caractériser l'état mental des enfants chez lesquels l'apparition de la puberté est suivie à bref délai d'une déchéance progressive et irrémédiable des facultés (DENY).

Toutefois, dans l'esprit de MOREL, l'expression de démence ne traduisait qu'un simple stigmate de dégénérescence, et l'idiotie accidentelle d'ESQUIROL, et la Démence précoce de MOREL disparurent dans le groupe des folies héréditaires.

A ce moment se placent de nombreux travaux dus à des auteurs allemands sur l'hébéphrénie, la catatonie, la Démence précoce et sa variété paranoïde.

Le Dr CLAUS a fait de ces travaux un exposé remarquable.

L'hébéphrénie fut décrite pour la première fois par KAHLBAUM en 1863, et nommée ainsi par son auteur, parce qu'il la considérait comme liée étroitement au développement de la puberté.

En 1871, HECKER trace, en s'appuyant sur les recherches de KAHLBAUM, le tableau clinique complet de cette maladie mentale.

Les principaux symptômes qu'il signale consistent surtout en troubles du langage et de l'écriture, tendance des malades à répéter les mêmes mots, goût pour les néologismes, débit saccadé ou lent, phrases incohérentes et sans suite où reviennent sans cesse les mêmes termes.

HECKER distingue 3 phases dans l'évolution de la maladie :

Elle débute « par un stade de mélancolie auquel

succède une période d'excitation maniaque plus ou moins intense, après laquelle se développe un état spécial de faiblesse psychique ou d'imbécillité dont les signes sont déjà manifestes au début de l'affection. Les malades, à cette dernière période, peuvent paraître normaux pour les personnes non initiées à la médecine mentale, puisque la faiblesse d'esprit n'atteint pas toujours un degré très élevé (1). »

C'est encore à Kahlbaum qu'appartient la conception de la catatonie.

Il la signala pour la première fois au Congrès d'Innsbrück en 1868.

Séglas (2) a résumé de la façon suivante la catatonie de Kahlbaum :

« Elle se manifeste par un stade de dépression mélancolique à marche lente, de symptomatologie assez commune. Au début, il y a souvent des mouvements spasmodiques convulsifs, arrivant par attaques. Puis vient un stade d'excitation maniaque qui peut cependant manquer ; en général, il est assez court. Comme ensemble, c'est ou bien de la mélancolie agitée anxieuse, ou bien de l'agitation maniaque, ou bien un délire plus fixe. On rencontre alors quelques symptômes particuliers : caractère pathétique des paroles et des actes, exaltation théâtrale,

(1) Claus. Catatonie et stupeur. (Congrès de Bruxelles, 1903, p. 18.)
(2) Séglas. Démence précoce et catatonie. (*Nouvelle iconog. de la Salpêtrière*, 1902, n° 4.)

extase tragico-religieuse, verbigération ou répétition de paroles ou de phrases insignifiantes ou incohérentes prononcées sur un ton emphatique et déclamatoire, gestes stéréotypés, attitudes bizarres et sans but, grimaces spéciales.

« Dans le stade suivant, stade catatonique proprement dit, la maladie revêt toutes les apparences de la stupidité; c'est alors que l'on rencontre les phénomènes moteurs caractéristiques, sous forme de convulsions toniques ou cloniques,de raideurs musculaires,d'états cataleptoïdes; puis le mutisme,le refus d'aliments, le négativisme; les stéréotypies, les rires explosifs...

« Ce stade,qui peut durer des semaines et des mois, est suivi d'un autre, d'une durée souvent plus longue encore, et consistant en des alternatives d'excitation ou de stupidité, avec leurs symptômes décrits ci-dessus.

« La maladie peut guérir, ce qui est le cas le plus fréquent, sinon elle passe au stade terminal de démence. »

On voit que la catatonie a plusieurs points communs avec l'hébéphrénie.

On observe en effet dans ces deux psychoses la verbigération, le mutisme, les stéréotypies. — La catatonie,comme l'hébéphrénie, est surtout fréquente dans l'adolescence.

Ce n'est que 20 ans plus tard que Kroepelin précisa les relations qui unissent ces deux maladies mentales, et les fit entrer dans le groupe « Démence précoce ».

En 1893, Kroepelin réunit sous le titre de dégénérescences physiques : la Démence précoce, la Catatonie, la Démence paranoïde.

Il justifiait le rapprochement de ces 3 formes morbides par l'apparition rapide d'un état persistant de faiblesse intellectuelle.

« La Démence précoce était caractérisée par le développement subaigu d'un affaiblissement des facultés tantôt simple, tantôt accompagné d'état d'agitation et de dépression avec troubles sensoriels et idées délirantes.

« La catatonie débutait par un état de dépression avec idées délirantes vagues, puis survenait un état de stupeur caractérisé par du négativisme, des stéréotypies, de la suggestibilité et des impulsions.

« Ce stade de stupeur pouvait être interrompu par des accès d'excitation maniaque.

« La catatonie de Kroepelin diffère de celle de Kahlbaum par son évolution, qui est moins cyclique, un ou plusieurs stades pouvant manquer, par l'origine psychique assignée aux troubles moteurs avec phénomènes de négativisme, que Kahlbaum considère comme dus à de simples contractions musculaires antagonistes, et aussi par la terminaison habituellement défavorable de la maladie.

« La démence paranoïde enfin était constituée par l'apparition brusque, soudaine, d'idées de persécution et de grandeur extravagantes, sans lien logique entre elles, et faisant très rapidement place à la démence » (DENY).

Après avoir rangé dans une seconde classification la démence précoce, la catatonie et la démence paranoïde dans le groupe des maladies par troubles de la nutrition, KRŒPELIN a abouti à une troisième conception.

Dans le grand groupe des maladies mentales par auto-intoxication, il fait rentrer l'hébéphrénie, la catatonie et la démence paranoïde, qui deviennent les trois grandes formes de la Démence précoce.

Nous venons de résumer, aussi brièvement que possible, l'évolution de la Démence précoce. On voit que c'est à l'école allemande et à KRŒPELIN (1) surtout que revient l'honneur d'avoir fait la synthèse de cette psychose.

Reste à savoir si cette synthèse est définitive, et si la théorie de KRŒPELIN pour si séduisante qu'elle soit, réussira à rallier la majorité des aliénistes.

A l'heure actuelle, cette conception est encore très discutée, surtout de la part des psychiâtres français.

Un certain nombre admettent les idées de KRŒPELIN dans leur intégralité. Parmi ceux qui ont le plus

(1) La grande originalité de KRŒPELIN est surtout dans sa conception pathogénique.

contribué à la propagation de ces idées, nous devons citer DENY, SERIEUX et son élève, MASSELON.

D'autres, au contraire, se refusent absolument à admettre la synthèse de KRŒPELIN, et rangent l'hébéphrénie, la catatonie et la démence paranoïde dans le grand groupe des psychoses par dégénérescence.

D'autres, enfin, croient que la vérité se trouve peut-être dans une juste interprétation de ces deux doctrines.

La démence précoce est-elle d'origine constitutionnelle, est-elle d'origine accidentelle? Telle est la question qui divise actuellement les neurologistes.

Doctrine de l'origine constitutionnelle. — GILBERT BALLET s'est constitué le défenseur de la doctrine de l'origine constitutionnelle.

Il s'appuie sur des éléments anatomo-pathologiques et cliniques, et reproche à l'école allemande son manque de base anatomique, son étiologie incertaine et sa pathogénie difficile à établir.

Il déclare que l'hérédité nerveuse entre pour une large part dans les causes de la maladie dénommée Démence précoce, et considère comme hypothétique l'intervention de l'auto-intoxication.

D'ailleurs, ajoute GILBERT BALLET, a-t-on pour la Démence précoce un facteur occasionnel aussi fréquent et incontestable que l'est l'intoxication syphilitique pour la paralysie générale?

Doctrine de l'origine accidentelle. — En regard

de cette théorie qui fait de la Démence précoce une psychose d'origine constitutionnelle, voici la conception allemande, qui défend l'origine accidentelle. Nous ne saurions mieux faire que citer KRŒPELIN lui-même.

« L'essence de la Démence précoce est très obscure. L'opinion la plus répandue est qu'il s'agit d'une régression progressive d'un cerveau insuffisant.

« Mais contre cette conception se montrent des objections importantes. Il est difficile de comprendre pourquoi un organisme, qui jusque-là s'était développé d'une manière normale, parfois même puissante, sans cause particulière, tout d'un coup, s'arrête dans son développement et se met à dégénérer.

« Même les prédispositions morbides les plus chargées, comme cela se montre dans 18 ou 19 0/0 des cas de Démence précoce, ne peuvent éclairer un semblable processus.

« Au contraire, nous voyons dans les troubles psychiques qui se montrent sur un terrain fortement préparé par l'hérédité, non une rapide désagrégation mentale, mais plutôt des états morbides de long développement ou de psychoses périodiques.

« Nous arrivons ainsi à penser qu'il doit s'agir de lésions saisissables de l'écorce. Dans la Démence précoce, il y a donc une destruction, ou un endommagement véritable de l'écorce ; nous ne savons pas encore par quel processus morbide ces lésions sont produites : on peut penser vraisemblablement à une auto-intoxication (1). »

Il n'est nul besoin, pensons-nous, que le poison vienne du dehors, comme dans l'intoxication syphilitique pour produire les troubles mentaux. Le malade possède en lui-même la source de son mal.

Ce sont les poisons sécrétés par l'économie elle-même et normalement éliminés, ou ceux provenant de toxines microbiennes, qui causent la démence.

Que, pour une cause ou pour une autre, les organes chargés de cette élimination viennent à être lésés, les poisons de l'économie agissent et créent leurs lésions.

Evidemment, nous pensons que le rôle de l'hérédité n'est pas niable. Il est certain que, placés dans les mêmes conditions, certains individus feront de la démence, alors que d'autres n'en feront pas.

De même que les uns apportent en naissant une aptitude à faire de la néphrite, de la cirrhose, de la tuberculose, de même les déments précoces ont une aptitude à faire de la démence.

On ne naît pas tuberculeux, mais tuberculisable, a-t-on dit.

Nous pourrions dire : on ne naît pas dément, mais apte à la démence.

L'organe de moindre résistance, au lieu d'être le rein, le foie ou le poumon, c'est le cerveau.

(1) Kroepelin, *Trait. psychiâtrie*, V[e] édit. 1904, t. II, p. 129.

Ce que nous croyons ne pouvoir admettre, c'est la doctrine qui fait de l'influence héréditaire la cause exclusive de la folie, qui fait peser dès sa naissance sur l'individu une fatalité inéluctable.

Pour nous, la prédisposition, l'aptitude à la démence existe, mais son rôle n'est que secondaire.

Il faut, pour que cette aptitude se développe, une occasion. Cette occasion est fournie par les maladies infectieuses et les intoxications.

La démence précoce n'est donc pas d'origine constitutionnelle, mais bien d'origine accidentelle.

Sur ce point, nous sommes de l'opinion de Deny et de l'école allemande. — Avec eux nous pensons que « le lien qui permet de rapprocher toutes les causes de la démence précoce et de les réunir en un seul faisceau, c'est qu'elles auraient pour caractère commun d'agir à la faveur de la production ou de la rétention d'un poison d'origine cellulaire, c'est-à-dire d'une auto-intoxication » (Deny).

Reste à savoir de quelle nature est cette autre intoxication.

Kroepelin, Hecker, Maudsley, Wille, Ball, etc., considèrent la puberté comme un des principaux facteurs de la Démence précoce.

Deny soutient en ces termes l'opinion de Kroepelin.

« Il est certain qu'il existe de très grandes analogies entre le tableau clinique de la Démence précoce et les états de confusion, de torpeur et d'onirisme qui caractérisent les psychoses toxi-infectieuses et que l'origine auto-toxique de cette affection est rendue par là très vraisemblable.

« Il est non moins certain que les relations qui existent, dans un très grand nombre de cas, entre la Démence précoce, la puberté, les troubles menstruels, l'état puerpéral, militent en faveur d'une auto-intoxication d'origine sexuelle. »

A côté de ces deux conceptions, et très voisine de la dernière, il en est une troisième, celle de Régis de Bordeaux.

Il est conduit à considérer la Démence précoce comme une pseudo-démence dépendant de la confusion mentale : toutes deux ont même origine probable, l'intoxication ; même début, souvent marqué par des accidents neurasthéniques, des crises nerveuses, de la céphalée ; mêmes symptômes fondamentaux d'obtusion, de torpeur, d'inhibition psychique, mêmes délires confus et absurdes, mêmes alternatives d'agitation et de stupeur, mêmes troubles somatiques, même formule urinaire.

Régis donne à sa conception deux solutions :

« Dans la première, la Démence précoce peut être considérée comme une espèce particulière de confusion mentale, à laquelle son étiologie, le plus souvent toxi-génitale, son époque climatérique d'apparition, sa symptomatologie catatonique, hébéphrénique ou délirante, son évolution, enfin sa gravité donnent un caractère à part.

« Ainsi conçue, la maladie ne fait que changer de nom et de place; mais, Démence précoce ou confusion mentale, elle reste un tout morbide ayant sa vie propre et conservant intacte la physionomie clinique que lui a attribuée l'école allemande contemporaine. »

Dans la seconde solution, la Démence précoce n'est plus une entité, mais une fin morbide; *elle est la phase de chronicité* de toute confusion mentale non guérie, particulièrement de toutes les confusions liées à l'époque du développement.

Elle devient dès lors la confusion mentale chronique, analogue à la manie et à la mélancolie chroniques, et susceptible, comme elles, de revêtir la forme délirante, réalisant dans ce dernier cas une sorte de paranoia systématisée secondaire post-confusionnelle.

Elle est en un mot la Démence précoce actuelle amputée de ses phases aiguës du début, qui ne lui appartiennent pas plus que l'accès initial de manie ou de mélancolie aiguë n'appartient à la manie ou à la mélancolie chroniques (1).

C'est à la seconde solution que Régis donne la préférence, en spécifiant toutefois qu'il ne veut pas par-

(1) Régis. Notes sur la démence précoce, in *Revue de psychiatrie*, 1904, p. 155, et *Journal de Médecine de Bordeaux*, 27 mars 1904, n° 13, p. 225.

ler ainsi de toutes les démences précoces, car on peut évidemment devenir dément de bonne heure par d'autres voies que celle de la confusion ; mais il essaie de montrer que, parmi toutes ces démences secondaires, c'est celle qui fait suite à un état confusionnel qui représente surtout la Démence précoce de Kræpelin.

Très voisine de la doctrine de Régis est celle de Dupré, suivant lequel il existerait bien une psychose hébéphréno-catatonique parfois curable.

Pour Gilbert Ballet, la forme paranoïde serait celle ayant le plus de droit de cité à cause de la période délirante relativement comparable d'un cas à l'autre et de l'évolution progressive vers un état offrant l'aspect de la démence (1).

Enfin, Toulouse va plus loin encore et se demande si la démence vésanique existe réellement. Les cas considérés comme démenticls, après une période délirante plus ou moins longue, ne lui paraissent pas conditionnés pour un affaiblissement massif et définitif des facultés intellectuelles.

C'est de la synthèse judicieuse de toutes ces théories qu'est née une nouvelle conception, celle du professeur Dide, et on nous permettra de transcrire intégralement ici le résumé qu'il en a dernièrement publié dans la *Revue neurologique*.

(1) Dide. *Revue neurologique*, 1905.

Pour Dide, la question est assez délicate et complexe :

« Elle ne sera tranchée que le jour où la pathogénie des différents états délirants, quittant le terrain incertain de l'hypothèse, sera fortement étayée par des recherches expérimentales et où l'anatomie pathologique fournira des fondations solides à l'édifice psychiatrique. »

« C'est », continue notre maître, « dans l'espoir d'apporter quelques matériaux sérieux à la pathogénie et à l'anatomie pathologiques que, depuis plusieurs années, je me suis mis au travail. — J'avoue avoir été d'abord séduit, comme Sérieux, Deny, Masselon, Roy, et tant d'autres par l'œuvre systématique de Krœpelin et, adoptant sa classification clinique, j'ai cherché à reconnaître si l'on trouvait chez le dément précoce une pathogénie comparable dans les différentes formes et si les lésions observées à l'autopsie semblaient analogues.

« Suivant la doctrine de cet auteur, la Démence précoce serait liée à l'auto-intoxication, probablement d'origine génitale. J'ai systématiquement examiné les ovaires et les testicules des malades morts de cette affection, et j'ai pu constater que, chez ceux qui étaient à la période d'activité génitale, la spermatogénèse était normale chez l'homme, de même que l'ovulation chez la femme. Par ailleurs, aucune autre lésion ne m'a paru manifeste.

« J'ai donc, jusqu'à plus ample informé, abandonné cette hypothèse.

« KLIPPEL et LHERMITTE ont annoncé récemment que dans la Démence précoce, les petites pyramidales sont atrophiées et diminuées en nombre. Ceci ne tendait à rien moins qu'à rattacher cette affection à une lésion spécifique corticale.

« Malheureusement, les constatations des divers auteurs ne me paraissent point avoir confirmé les résultats des recherches précédentes. GONZALÈS signale une atrophie des cellules corticales en général, et de celles de la protubérance du bulbe et de la moelle.

« MARCHAND n'a point trouvé de lésions électives du réticulum intra-cellulaire, ni péri-cellulaire des petites pyramidales, et moi-même, je n'ai trouvé que peu de différence entre le cortex de vieux déments paranoïdes et celui de déments séniles ; chez les catatoniques, le nombre des différentes cellules pyramidales n'a pas sensiblement attiré mon attention.

« Les lésions qu'on observe sont surtout des dégénérescences séreuses et pigmentaires. Il ne me paraît donc rien moins que démontré que la Démence précoce soit une affection primitivement et exclusivement cérébrale. »

Ces deux points importants fixés, et résolus par la négative, DIDE continue en ces termes :

« Depuis longtemps j'ai orienté mes recherches du côté de l'appareil digestif de ces malades. J'avais été frappé des troubles cliniques que souvent ils présentaient. Mon élève Trepsat a récemment mis en évidence les embarras gastriques fébriles qui parfois ouvrent la scène dans la Démence précoce hébéphréno-catatonique, et j'ai en outre assez souvent observé de l'entérite chronique.

« Mes recherches anatomo-pathologiques sur les formes catatoniques m'ont montré comme constante au niveau du foie la dégénérescence graisseuse, qui, 15 fois sur 32 cas avec examen histologique, était totale (l'extrême diminution de l'urée que j'ai observée dans la catatonie relève évidemment de l'insuffisance hépatique).

« Ce foie, complètement gras, est à rapprocher de celui que Gilbert Ballet et Maurice Faure ont décrit dans la confusion mentale.

« Nous retrouverons encore les mêmes altérations hépatiques dans la psychose polynévritique (liée, comme on sait, à l'alcoolisme et à la tuberculose) et dans les intoxications aiguës. On voit donc là tout un groupe d'affections à symptomatologie mentale assez voisine, ne différant guère que par la durée de l'évolution.

« Dans la démence paranoïde, l'état du foie est très variable, et, sans qu'on puisse ériger le fait suivant en règle absolue, on constate qu'il y aura plus de chance de trouver une stéatose étendue dans les cas où la période de stupeur terminale aura été plus durable.

« Les grosses lésions du foie sont l'indice manifeste que cet organe a été soumis à un travail excessif de dépuration, et sont la signature d'une invasion de produits toxiques d'origine intestinale. En effet, onconstate histologiquement,quand la stéatose n'est point totale, qu'elle procède par îlots à l'entour de l'espace porte. »

Après avoir constaté la fréquence de la tuberculose dans les formes hébéphréno-catatoniques, et les modifications de la formule hémo-leucocytaire (augmentation des mononucléaires et des éosinophiles), Dide conclut en ces termes :

« Si maintenant nous jetons un regard d'ensemble sur les différents cas étiquetés Démence précoce, nous voyons que, dans les uns (forme hébéphréno-catatonique), la pathogénie et l'anatomie pathologique montrent que nous sommes en présence d'une maladie où la toxi-infection subaiguë ou chronique semble, sinon toujours primitive, du moins extrêmement précoce, et que, dans les autres cas, cette toxi-infection entre plus tardivement en scène.

« Nous conclurons donc en disant : Il existe une affection à laquelle tout permet de donner le nom de Démence précoce, et qui est due à un arrêt de développement de l'encéphale survenant à la puberté. Cette forme est très rare et correspond à la forme simple des auteurs allemands.

« La synthèse de Krœpelin repose sur la connaissance des manifestations communes survenant à des périodes très différentes d'affections mentales, qui ne méritent pas jusqu'à présent l'épithète d'entité pathologique.

« Quoi qu'il en soit, suivant l'expression de DENY, il y a entre les partisans et les ennemis de la Démence précoce plutôt une querelle de mots.

« La synthèse clinique du psychiâtre allemand est légitime, mais le nom de Démence précoce qu'il lui a donné prête à la critique : car l'état démentiel est discutable et la précocité est inconstante.

« D'autre part, le terme de confusion mentale caractérise un symptôme et ne comprend pas les manifestations multiples que KRŒPELIN a décrites.

« Nous proposons donc de donner à ces différents états le nom de psychose toxi-infectieuse subaiguë ou chronique, la forme hébéphréno-catatonique étant primitive, et la forme paranoïde secondaire. »

Nous avons reproduit ce rapport dans sa presque intégralité estimant, en effet, qu'il éclaire d'un jour singulier la pathogénie jusqu'ici confuse de la Démence précoce.

Nous en retiendrons deux points principaux :

1° DIDE considère que les malades classés sous le nom de démences précoces à forme catatonique, qui sont des dégénérés, dans ce sens qu'ils ont, suivant l'heureuse expression du professeur JOFFROY, « une aptitude délirante » présentent des manifestations que tout fait rentrer dans le cadre des toxi-infections primitives, et que chez les malades que Kroepelin considère comme des paranoïdes, la toxi-infection intervient plus tard, mais intervient toujours ;

2° Dide, après avoir montré que la Démence précoce était bien d'origine accidentelle, a prouvé ensuite qu'elle n'était pas due à une auto-intoxication d'origine génitale.

Quelle est donc la cause accidentelle de la Démence précoce?

Nous pensons, avec Dide, qu'il faut la chercher dans une auto-intoxication d'origine intestinale.

CHAPITRE II

Troubles oculaires dans les Intoxications et les Maladies infectieuses.

I. — TROUBLES OCULAIRES DANS LES INTOXICATIONS

Nous adopterons pour cette étude la classification indiquée par UTHOFF, dans son rapport au congrès de Breslau de 1900.

Nous diviserons donc avec lui les intoxications en deux groupes :

1° Les intoxications exogènes,

2° Les intoxications endogènes, ou auto-intoxications.

Et nous subdiviserons ce dernier groupe en ;

a) Auto-intoxications d'origine intestinale;

b) Auto-intoxications histiogènes, c'est-à-dire produites par des poisons résultant des échanges nutritifs.

1° — INTOXICATIONS EXOGÈNES

Ce sont les intoxications dues à tous les poisons connus.

Nous allons passer rapidement en revue les plus fréquentes.

§ 1. — **Alcoolisme.** — Il semble que les troubles oculaires dus à l'alcool aient été connus dès la plus haute antiquité.

Deneffe signale en effet un épigramme de Martial (1) : dans cet épigramme, il est question d'un nommé Phryx, buveur incorrigible, qui louche d'un œil et voit mal de l'autre.

Son médecin Héros l'avertit en vain des effets désastreux que cause l'abus de l'alcool.

Phryx préfère perdre la vue que le goût du vin.

« Phryx but le vin, le venin but les yeux. »

De nombreux auteurs ont, depuis, décrit des troubles oculaires variés dans l'alcoolisme.

H. Gudden a étudié les réactions des pupilles dans l'état d'ivresse.

Il a observé chez plus de la moitié des individus ivres une diminution manifeste de la réaction des pupilles à la lumière.

(1) Lib. VI, épigr. 78.

Pour lui, cette diminution peut même servir de jauge à l'intoxication générale du cerveau.

Dans le delirium tremens, MINCH a trouvé du myosis, et, à la phase terminale, de la mydriase.

KRAFFT-EBING note la dilatation pupillaire, BALL et RÉGIS du myosis et de l'inégalité pupillaire.

MIGNOT, qui a examiné 7 malades atteints de délire hallucinatoire d'origine alcoolique, a observé 4 fois de l'inégalité pupillaire.

Ce symptôme est du reste banal, d'après RÉGIS, lorsque l'alcoolique est devenu dément. Les réflexes sont alors fréquemment altérés.

Voici, d'ailleurs, les résultats obtenus par MIGNOT (1) :

Inégalité pupillaire, 57,14 p. 100; diminution du réflexe lumineux, 28,57 p. 100.

L'amblyopie alcoolique a été signalée par de SCHWEINITZ (2), ZENTMAYER (3), L. de WECKER.

UTHOFF note une amaurose rapide avec mydriase et décoloration de la papille.

A. BIRCH HIRSCHFELD (4) a vu chez des alcooliques des pupilles dilatées et réagissant peu ou pas à l'excitation lumineuse.

SCHAPRINGER (5) et HUBBEL ont signalé des cas d'am-

(1) Thèse de Paris, 1900.
(2) *Ann. d'Oculistique*, 1900. T. II, p. 69.
(3) Id. id. T. II, p. 68.
(4) Id id. T. II, p. 358.
(5) *Académie de méd. de New-York*, séance du 13 oct. 1901.

blyopie par inhalation d'alcool méthylique, avec dilatation pupillaire et réflexes lumineux paresseux.

Enfin Brunton (1) a fait remarquer que les réflexes pupillaires chez les alcooliques présentent la dissociation contraire à celle que découvrit Argyll-Robertson.

Il a observé tantôt la dilatation, tantôt la contraction pupillaire, parfois aussi la réaction paradoxale de la pupille.

Ces troubles oculaires ne sont du reste plus spéciaux à l'homme, et Holden (2) a observé, chez des chiens empoisonnés par de l'alcool méthylique, de la dilatation pupillaire.

Notons, avant de clore ce paragraphe, que le gingembre produit des intoxications dont les symptômes sont analogues à ceux causés par l'alcool.

§ 2. — **Tabagisme.** — Les fumeurs sont certes tout aussi nombreux que les buveurs, mais la nicotine est sans doute mieux supportée que l'alcool, car les observations de troubles oculaires sont beaucoup moins nombreuses.

Toutefois, Dowling a pu examiner 153 hommes et 50 femmes dans les manufactures de tabac de Cincinnati. Il a observé des troubles oculaires divers chez 23 hommes et 2 femmes.

Wurtz et Galtier signalent le myosis chez les taba-

(1) *Brit. méd. Journal*, 1er décembre 1900.
(2) *Archiv of Ophtalm.* vol. 38, fasc. II, p. 125.

giques. WURTZ a même noté des alternatives de dilatation et de contraction de la pupille.

A. BIRCH HIRSCHFELD et L. de WECKER ont signalé l'amblyopie nicotinique.

Enfin UTHOFF a noté que l'amblyopie tabagique présentait avec l'amblyopie alcoolique de grandes analogies, dont la principale est la bilatéralité.

En outre, UTHOFF a observé de la congestion de la pupille.

PARENTY et GRASSET, qui ont intoxiqué des lapins avec de la nicotine, ont noté également du myosis.

§ 3.—Quinine. — Les troubles oculaires dus à l'intoxication quinique ont été observés par de nombreux auteurs.

La caractéristique particulière de cette intoxication est qu'elle occasionne une ischémie de la papille, qui a été notée par HOLDEN, UTHOFF, BONO, ELIASBERG, GOLDZICHER, NOHL.

ZANOTTI observa en outre de la mydriase, et STŒLTING de la paresse des pupilles à l'accommodation.

§ 4. — Sulfure de carbone. — R. LAUDENHEIMER (1) a observé de l'amblyopie à la suite de cette intoxication. Il a noté également de l'inégalité pupillaire, et la lenteur des réactions à la lumière et à l'accommodation ; parfois aussi de la mydriase.

(1) *Neurolog. Centralblatt.*, XVII, 1898.

Ce dernier symptôme a été également signalé par Manquat.

Borsch, L. de Wecker, Uthoff ont observé des cas d'amblyopie avec troubles oculaires divers.

§ 5. — **Iodoforme.** — A la suite de pansements prolongés à l'iodoforme, Critchett a observé des troubles oculaires, ainsi que Uthoff et L. de Wecker.

Brose (1) a noté de la mydriase avec abolition du réflexe lumineux.

§ 6. — **Salicylate.** — L'intoxication par le salicylate a occasionné de l'amaurose. Uthoff n'a pas observé des lésions ophtalmoscopiques ; par contre, Barabachneff (2) a noté de l'amblyopie avec mydriase et hyperémie veineuse.

D'autres auteurs rapportent des cas de myosis ; Snell (3) a même vu la cécité complète.

§ 7. — **Fougère mâle.** — D'après Uthoff, cette intoxication se traduit par de la mydriase, l'absence de réaction pupillaire, et une décoloration de la papille.

Gratz (4) a également observé de la mydriase et de l'insensibilité des pupilles à la lumière. Il a noté aussi la décoloration de la papille.

Nuel, qui a expérimenté sur des chiens, a obtenu

(1) *Arch. of Ophtalm.* Vol. XXIX, n° 3, p. 289.
(2) *La Clinique ophtalmologique*, 18 avril 1897.
(3) *Ann. d'Oculistique*, 1901, t. II, p. 380.
(4) *Ann. d'Oculistique*, 1895, p. 206.

de la paresse de la pupille, et l'ischémie de la papille.

§ 8. — **Plomb.** — La névrite optique saturnine est fort connue, et a été maintes fois décrite.

Folker a observé à plusieurs reprises de l'amblyopie chez les saturnins, avec mydriase et papilles pâles et floues.

Noyon, de Lantsheere, Chevalier, L. de Wecker ont décrit des troubles oculaires divers, tels que amblyopie, asthénopie, atrophie optique.

§ 9. — **Intoxications diverses.** — Parmi les troubles oculaires observés dans les intoxications par les substances médicamenteuses, la mydriase est le phénomène le plus souvent rapporté. C'est ainsi qu'on a noté ce symptôme à la suite d'absorption d'aconit, de digitale, de cocaïne, de belladone, de datura, de solanine, d'ergot de seigle, de cyanures, d'antipyrine, etc.

Le myosis est beaucoup moins fréquent. On l'a observé dans l'intoxication par l'opium, l'aconit, la cocaïne, la ciguë, l'ésérine.

Les troubles des réflexes lumineux ou d'accommodation ont été également décrits.

La digitale, la belladone, la cocaïne, l'ergot de seigle peuvent déterminer la diminution ou l'abolition du réflexe lumineux. Certains auteurs ont aussi remarqué une diminution du réflexe d'accommodation à la suite d'intoxications par l'opium, la cocaïne, le jaborandi, l'ergot de seigle.

Les troubles de la pupille consistent en congestion ou ischémie temporaires. On observe la congestion à la suite d'ingestion d'opium, de solanine, de vanille. L'ischémie a été occasionnée par l'ésérine, l'ergot de seigle, le nitro-benzol.

Nous sommes convaincu qu'une observation attentive permettrait de constater fréquemment ces symptômes oculaires.

§ 10. — **Intoxications alimentaires.** — Ce paragraphe aura pour objet l'étude des troubles oculaires observés dans les intoxications alimentaires.

Dans le botulisme, ou empoisonnement par les saucisses, Sophus Ruge a observé de la paralysie accommodative et pupillaire totale, avec papilles légèrement hyperémiées, veines dilatées et sinueuses, artères étroites.

La paralysie de l'accommodation a été également notée par Bylsma chez 3 enfants.

Dans l'intoxication par les champignons, Wurtz a observé du myosis; il a au contraire noté de la mydriase dans l'empoisonnement par les poissons.

La vanille peut aussi causer des troubles d'intoxication.

Guérin signale en effet de la mydriase et de la congestion de la papille.

Notons enfin que Feichenfeld a observé la paralysie de l'accommodation au cours de l'intoxication par les huîtres.

2° — INTOXICATIONS ENDOGÈNES, OU AUTO-INTOXICATIONS

1° *Auto-intoxications d'origine intestinale.*

Il est de notoriété courante que les jeunes enfants qui hébergent dans leur tube digestif *des vers intestinaux* ont fréquemment de la mydriase.

ANDROGSKY (1) a vu disparaître une photophobie intense compliquée de blépharospasme, de troubles de l'accommodation et de diminution considérable de l'acuité visuelle, à la suite de l'expulsion d'un ascaride lombricoïde et de plusieurs oxyures.

MEURER (2) rapporte des cas de névrite optique avec stase papillaire chez des enfants de 5 à 11 ans. Ces accidents cessèrent lorsque l'intestin eut été débarrassé des parasites.

VARISE (3) a également signalé des troubles de l'accommodation par intoxication due aux vers intestinaux.

ANTONELLI (4) a fréquemment observé des phénomènes oculaires divers, notamment des amblyo-

(1) *Ann. d'Oculistique*, 1894, p. 354.
(2) *Ann. d'Oculistique*, 1896, p. 152.
(3) *Ann. d'Oculistique*, 1896, p. 455.
(4) *Ann. d'Oculistique*, 1902, p. 58.

pies, chez ceux qu'il qualifie d' « intoxiqués du ventre ».

SANTOS FERNANDEZ (1) a examiné des malades que la fatigue physique, le manque de nourriture et l'hygiène déplorable avaient mis en état de *minoris resistentiæ*.

Il a signalé chez eux des troubles oculaires variés tels que myosis, mydriase, papille rosée ou décolorée. Pour lui, ces lésions sont bien dues à une auto-intoxication d'origine gastro-intestinale.

D'autre part, DERAIN (2) a noté, cinq fois, des troubles oculaires survenant à la suite d'hémorragies gastro-intestinales.

CLEMESHA, qui en a, de son côté, observés à la suite du lavage d'un estomac dilaté, les met sur le compte de l'absorption des toxines sécrétées par l'économie.

ROGER (3), décrivant des érythèmes survenant au cours des affections gastro-intestinales, remarque que l'éruption cutanée coexiste souvent avec des troubles pupillaires.

Dans cet ordre d'idées, en raison de l'analogie qui existe entre les manifestations oculaires observées dans les intoxications et celles notées chez tous les diathésiques et ralentis de la nutrition, il nous semble

(1) *Ann. d'Oculistique*, 1900, p. 147.
(2) Thèse de Lyon, 1900.
(3) Traité des maladies infectieuses.

que la cause, qui crée des lésions identiques, doit être constante.

Il est probable que les substances toxiques, qu'elles viennent de l'extérieur, ou qu'elles soient le résultat même de la vie de l'individu, agissent en produisant une perturbation intestinale.

2° *Auto-intoxications histiogènes.*

Ce sont les intoxications dues à des poisons résultant des échanges nutritifs, poisons qui sont normalement éliminés par l'économie.

§ 1. — **Diabète.** — UTHOFF a distingué trois sortes de troubles oculaires chez les diabétiques.

(Nous laissons de côté bien entendu, pour le diabète comme pour les autres intoxications, auto-intoxications, ou infections, les lésions oculaires telles que cataracte, rétinite, hémorragies, etc... Nous n'avons réuni dans cette étude que les manifestations qui nous ont semblé intéressantes pour l'édification de cette thèse.)

1° De l'amblyopie analogue à l'amblyopie nicotino-alcoolique;

2° De l'atrophie avec amaurose ;

3° De la névrite optique avec congestion papillaire.

DIEMOUX (1) a vu chez des diabétiques un sco-

(1) *Ann. d'Oculistique*, octobre 1898, p. 248.

tome central identique, dit-il, à celui qu'on observe chez les malades intoxiqués par des poisons chimiques.

Pour lui, le diabète se comporte comme une intoxication chimique de l'économie.

Pour TEILLAIS, le diabète peut donner lieu à de l'ophtalmoplégie externe.

Dans un cas, la pupille droite était dilatée et immobile ; il y avait à gauche de la paralysie de l'accommodation et de la diminution du réflexe lumineux.

Dans un autre cas, la pupille gauche était dilatée et immobile, l'accommodation paralysée, mais la pupille droite était intacte.

KOENIG (1), dont les examens ont porté sur 500 malades, a observé des troubles oculaires dans 11 pour 100 des cas. Il a noté 10 fois de la cataracte et 20 fois des troubles de l'accommodation.

Voici, d'autre part, les chiffres donnés par MOMOJI KAKO (2).

Névrite	5,7	p. 100
Atrophie du nerf optique	0,36	—
Troubles de l'accommodation	1,7	—
— a réfraction	1,78	—

VON GRAEFE, NAGEL, ROSENSTEIN, SEEGEN, HIRSCHBERG, SCHMIDT-RIMPLER et d'autres auteurs ont également

(1) *Ann. d'Oculistique*, 1845, p. 365.
(2) *Klinische Monatsblætter für Augenheilkunde*, mars-avril 1903.

signalé la fréquence des troubles accommodatifs au cours du diabète.

§ 2. — **Goutte.** — Des troubles périphériques tels que hémiopsie, scotome, amblyopie, ont été signalés par ANTONELLI.

G. LA TORRE a signalé la névrite comme complication de la goutte.

WAGENMANN a observé chez les goutteux un affaiblissement de la vision, joint à une diminution de l'acuité visuelle et à des lacunes du champ visuel.

§ 3. — **Urémie.** — Ce sont des auto-intoxications par insuffisance rénale.

TEILLAIS rapporte qu'il a observé l'ophtalmoplégie externe avec mydriase et paralysie accommodative au cours de l'urémie.

UTHOFF signale la névrite optique, ANGELUCCI a réuni 16 observations de névrite aiguë chez des uricémiques, chez lesquels les manifestations uricémiques ont souvent coïncidé avec l'aggravation de l'affection oculaire.

D'après A. ZANOTTI, la lithiase rénale peut occasionner les troubles oculaires graves, entre autres l'amblyopie, et parfois l'amaurose.

ZANOTTI s'exprime en ces termes :

« Je voudrais, dit-il, attirer l'attention sur les lésions des nerfs optiques et de la rétine, qui sont sous la dépendance de la lithiase rénale, et sur les troubles fonctionnels consécutifs, lésions et troubles qui se distinguent bien nettement de ceux qu'on observe soit dans les affections du rein (rétinite albuminurique, amaurose et amblyopie), soit dans la goutte (rétinite goutteuse), décrite jusqu'à présent.

« L'amaurose et l'amblyopie par névro-rétinite dans la lithiase rénale, la névrite optique aiguë uricémique méritent de rentrer dans le grand chapitre des troubles oculaires par auto-intoxication. »

Suivent trois observations, dans lesquelles l'auteur a noté de la dilatation pupillaire, avec paresse des réflexes, et de l'hyperémie de la papille.

Il y a eu retour de la vision, mais les malades sont restés plus ou moins amblyopes et ont fini par l'atrophie.

On ne peut douter que ces lésions ne soient causées par une auto-intoxication.

Dans l'urémie, ZANOTTI a observé des troubles oculaires qui vont de l'amblyopie à l'amaurose, le fond d'œil restant normal.

« Dans la lithiase rénale, indépendamment de la nature des calculs, on peut observer des lésions oculaires graves, et spécialement de la rétine et des nerfs optiques : une névro-rétinite lithiasique, qui se distingue des autres névro-rétinites par sa symptomatologie constante et sa marche.

« Cette névro-rétinite est certainement due à une

auto-intoxication, laquelle, comme toujours, du reste, est le résultat d'altérations graves dans les échanges organiques qui entravent l'élimination de l'organisme de substances toxiques.

« Ces altérations dans les échanges organiques sont probablement sous la dépendance de cet état de perturbation de tout l'organisme ou du rein seulement qui peut être la cause même de la formation de calculs. »

Dans les observations de névrites aiguës uricémiques par auto-intoxication, ANTONELLI a vu des phénomènes oculaires se développer brusquement; de plus les troubles oculaires ont disparu en même temps que disparaissait l'augmentation de porportion d'acide urique.

§ 4. — **Insuffisance hépatique.** — Entre autres complications oculaires dans les maladies du foie, STRZEMINSKI (1) signale l'héméralopie, la xanthopsie, l'érythropsie.

JACQUEAU (2) (de Lyon) a décrit chez les malades atteints d'affection du système hépatique des troubles visuels, purement fonctionnels d'abord, et qui, si l'insuffisance hépatique se prolonge, peuvent aboutir à des lésions du fond de l'œil.

(1) Complications oculaires des maladies du foie. *Recueil d'Ophtalmologie*, janvier 1897.
(2) *Société d'Ophtalmologie de Paris*, 8 avril 1902.

Jacqueau divise donc ces troubles oculaires en deux groupes :

1° Les héméralopies, signature d'une insuffisance fonctionnelle hépatique;

2° Les amblyopies, qui peuvent aller jusqu'à l'amaurose.

§ 5. — **Carcinome.** — Des troubles oculaires ont été signalés par Uthoff.

Rochon-Duvigneaud rapporte un cas d'amaurose chez un carcinomateux.

Les réactions pupillaires étaient diminuées, et il y avait de l'anémie de la papille.

Un cas de névrite optique a été observé par Benson (1) chez une malade atteinte de carcinome du sein.

La pupille ne réagissait à la lumière que consensuellement; la papille était flou, avec des veines larges et tortueuses et des artères rétrécies.

Enfin des troubles oculaires d'origine périphérique et attribués à une auto-intoxication ont été signalés par divers auteurs dans la *chlorose* (2), la *gravidité*, la *puerpéralité* et la *lactation*.

Dans ces cas comme dans ceux que nous avons rapportés, les troubles oculaires furent manifestement d'origine toxique : il y avait un état évident de moindre résistance des divers organes à l'action des

(1) *Brit. méd. Journal*, 13 avril 1902, p. 885.
(2) Hawthouse. *Ann. d'Oculistique*, 1902, p. 294.

poisons élaborés par l'économie, et mal éliminés.

II. — TROUBLES OCULAIRES DANS LES MALADIES INFECTIEUSES

UTHOFF, auquel nous avons emprunté la classification qui a servi de base à l'étude que nous avons faite des troubles oculaires dans les intoxications, s'exprime ainsi :

« En face des intoxications, on pourrait mettre les infections qui consistent dans l'invasion d'un parasite produisant le poison.

« Il est évident que, dans certains cas, la limite entre l'intoxication et l'infection est très difficile à établir. »

Nous croyons, en effet, que les infections, comme les intoxications, agissent indirectement, que ce ne sont peut-être pas les toxines microbiennes ni les poisons chimiques qui produisent à eux seuls les troubles que nous allons décrire, mais qu'ils empêchent seulement les organes (en les lésant) d'éliminer les déchets toxiques, résultant de la vie de l'individu, ou causés par l'action de ces substances nuisibles, chimiques ou biologiques.

Nous estimons, en conséquence, que, dans ces cas, on a affaire à une auto-intoxication. Donc, que ce soient des états diathésiques, des poisons chimiques, ou des toxines microbiennes, qui mettent l'organisme hors d'état de se défendre, la méthode est toujours la même et les résultats sont identiques.

Voici du reste l'opinion que Henry BICHELONNE a récemment formulée :

« On admet actuellement que, sous l'influence d'invasions microbiennes, et d'intoxications exogènes ou endogènes diverses, des manifestations peuvent se développer, comme dans tout autre nerf périphérique, dans le nerf de la vision, sans atteinte préalable des centres nerveux par l'agent toxique ou infectieux. »

Le rapport d'UTHOFF au XIIIe Congrès international à Paris (avril 1903), que nous avons cité dans le précédent chapitre, le compte-rendu de NUEL sur ses recherches anatomo-pathologiques dans ces affections ont mis au point cette question des névrites optiques dans les intoxications et auto-intoxications.

Pour ce qui est des infections, BICHELONNE estime que :

« Toutes les infections aiguës de l'organisme sont susceptibles de déterminer une névrite optique à marche aiguë ou subaiguë et le nerf optique peut être atteint par des processus infectieux généralisés à tout l'organisme, tels que influenza, fièvres éruptives, etc... »

ANTONELLI (1), dans une étude antérieure à celle

(1) *Archives d'Ophtalmologie*, nov. 1903, p. 732.

de Bichelonne sur les Névrites optiques au cours des infections aiguës, a formulé les conclusions suivantes :

« Toutes les maladies infectieuses aiguës, ou les réactions de maladies infectieuses constitutionnelles, peuvent donner lieu à la névrite optique.

« La névrite optique infectieuse est assimilable à la névrite toxique proprement dite. »

Enfin Prothon (1), qui a étudié les lésions du fond de l'œil dans les infections générales aiguës, admet lui aussi la théorie de la toxi-infection, et considère les névrites optiques des maladies générales comme des névrites périphériques et des névrites toxiques.

Notons encore l'opinion de Teillais (2), qui a observé dans la plupart des maladies infectieuses l'ophtalmoplégie à titre de complication ; — et les conclusions des expériences de Rosenberg (3).

Rosenberg a injecté à des lapins des toxines microbiennes. Il a observé des lésions de la papille consistant en diminution du calibre des artères et dilatation des veines (4).

On voit que de nombreux auteurs mettent les troubles oculaires sous la dépendance de la toxi-infection.

(1) Prothon. Des lésions du fond de l'œil dans les infections générales aiguës. Th. de Lyon, 1900.

(2) *Annales d'Oculistique*, 1903, vol. 2, p. 14.

(3) Pathogénie des névrites optiques d'origine toxique. — *Société d'Ophtalmologie de Saint-Pétersbourg*, 15 mars 1901.

(4) Matériaux expérimentaux pour l'étude des névrites optiques et rétinites toxiques. Saint-Pétersbourg, 1901.

Grippe

C'est surtout depuis l'épidémie de 1890 que les observations de troubles oculaires dus à l'influenza se sont multipliées.

Nous ne citerons pas ici tous les auteurs qui se sont occupés de cette question, cela nous entraînerait beaucoup trop loin, et nous renvoyons à notre bibliographie.

C'est Bergmeister, qui a le premier, en 1890, signalé la névrite optique grippale. Dans la même année, Delacroix, Landesberg, Braunstein, Hansen, Galezowski, Remak, Stœwer, Vignes publièrent des observations de névrite optique.

Mme Pokitonoff, dans sa thèse sur les complications oculaires de l'influenza (1891), a signalé quelques-uns des cas précédemment mentionnés.

Citons encore Macnamara, Lebeau, Meurer, Weeks en 1891.

En 1892, Antonelli ajoute aux cas antérieurs deux observations personnelles. Pour lui, la névrite optique grippale peut présenter les phases cliniques soit d'une papillite ou neuro-rétinite, soit d'une névrite rétro-bulbaire à allure subaiguë.

La même année parut l'ouvrage de Berger sur les maladies des yeux dans leurs rapports avec la pathologie générale.

Outre la névrite, il y signale des amauroses sans lésions.

En 1893, BURNETT publie sept observations de névrite grippale.

En 1895, HENBERG observe, entre autres troubles oculaires, de la névrite, de la papillite et de l'atrophie optique, des paralysies de l'accommodation, avec rétrécissement concentrique des champs visuels, et du nystagmus.

En 1899, FLEMMING donne un cas de rétino-choroïdite centrale, DESPAGNET signale une observation d'atrophie de la pupille dont les contours étaient flous, DESCHAMPS (de Grenoble) un cas d'amaurose passagère, sans lésions ophtalmoscopiques, PARINAUD, de la névrite rétro-bulbaire.

Dans la même année, WINGENROTH a réuni trois observations de névrite aiguë.

Au congrès de Paris d'août 1900, KOPFF a rapporté un cas de névrite optique double, avec mydriase, suivi de guérison; PÉCHIN a observé de l'asthénopie accommodative.

En 1902, NATANSON relate le cas d'une jeune fille de 17 ans qui perdit la vue de l'œil gauche à la suite de la grippe.

Pour PROTHON, la plus fréquente des altérations grippales est la névrite, qu'elle se manifeste sous forme de névrite rétro-bulbaire ou de papillite.

A l'examen ophtalmoscopique, les veines paraissent dilatées, les artères rétrécies (METAXAS). PROTHON a constaté lui aussi une légère hyperémie de la papille.

Au contraire, dans un des deux cas d'ANTONELLI, la papille était grise, et le fond analogue à celui d'un tabétique.

PROTHON considère la théorie toxi-infectieuse comme la seule capable d'expliquer les lésions observées.

Dans les six observations qu'il a recueillies, il a noté deux fois de la mydriase, et *tantôt de la congestion, tantôt de la décoloration de la papille.*

Fièvre typhoïde.

La première observation de troubles oculaires dus à la fièvre typhoïde remonte à 1847.

DESMARRES, dans son Traité des maladies des yeux, s'exprime ainsi :

« L'amaurose (amblyopies et amauroses en général) survient encore sous l'influence de certaines maladies générales; je l'ai vue succéder à la rougeole, à la scarlatine, et surtout à la fièvre typhoïde(1). »

En 1851, DEVAL, dans son Traité de l'amaurose, rappelle le cas d'un étudiant qui conserva, après la fièvre typhoïde, de l'amblyopie et d'autres troubles visuels.

(1) Traité des maladies des yeux, 1847, p. 716.

En 1866, Bouchut publie le premier cas de névrite optique.

Des observations de cécité passagère sont relatées par Ebert, Henoch en 1868, Tolmatschew, en 1869, Galezowski en 1872.

En 1873, Peterhausen publie un cas de lésions oculaires profondes. Munier, dans sa thèse de 1874, rapporte un cas personnel de neuro-rétinite. — Leber et Deutchman en 1881, Oglesby, Snell en 1883, Seggel en 1884 citent des cas de névrite ou d'atrophie optique.

Szwajcer, qui a fait en 1886 une revue de la littérature relative aux amauroses toxiques, a ajouté plusieurs cas personnels, dont un de névrite suivie d'atrophie.

En 1893, Withe publie trois cas de névrite. Gasparini, en 1895, exprime l'opinion que la névrite optique de la fièvre typhoïde est d'origine périphérique.

Dans la monographie d'Alessandro Marina sur les paralysies oculo-motrices et leurs rapports avec les maladies qui les déterminent, en 1896, nous relevons, dans le chapitre consacré aux maladies infectieuses, à côté des troubles dus à la diphtérie, à la rougeole, à l'influenza, à la pneumonie,... l'observation, due à Bernard, d'une femme de 33 ans qui, à la suite d'une fièvre typhoïde, présenta de la mydriase avec conservation des réflexes pupillaires.

En 1897, HARTNELL (1) a signalé un cas de névrite double avec photophobie et inégalité pupillaire.

En 1899, FLEMMING a cité un cas d'atrophie double, HUTCHINSON, un cas de névrite optique double.

KOENIG (2) a également observé la névrite optique consécutivement à la fièvre typhoïde ; il a rapporté le cas d'une jeune fille de 22 ans, qui, au cours d'une fièvre typhoïde, eut des troubles de la vue qui allèrent jusqu'à la suppression de toute fonction visuelle à droite. Il y eut de la névrite optique double avec rétrécissement du champ visuel.

En 1901, ANTONELLI a observé un cas de névrite optique post-dothiénentérique, qu'il considère comme une névrite périphérique primaire. — TEILLAIS (3) a noté dans un cas de fièvre typhoïde des troubles transitoires de la vision.

Enfin, dans la statistique de UTHOFF, la dothiénentérie est la cause de 8 p. 100 des névrites toxiques.

PROTHON a noté l'inégalité pupillaire, à laquelle du reste il n'attache que peu d'importance. Il croit avec ANTONELLI qu'il s'agit de lésions toxiques, et que la névrite optique typhique est une névrite périphérique, sous la dépendance de l'infection.

(1) *Brit. méd. Journal*, 29 mai 1897.
(2) *Ann. d'Oculistique*, 1900, p. 132.
(3) *Id.* *Id.* août 1901, t. CXXVI, livre 2, p. 81.

Paludisme

Les premières observations d'accidents oculaires de la malaria datent du commencement du siècle.

La bibliographie a été faite par De Wecker et Landolt, puis reprise par Prothon.

Nous emprunterons largement à celle de ce dernier auteur, en la complétant.

En 1821, Hildenbrand, en 1847, Sichel ont observé de l'amaurose intermittente.

Deval (1851), Testelin (1866), Jacobi (1866), Dutzmann (1870), Quagliano (1871) relatent de nouvelles observations.

Guéneau de Mussy, en 1872, publie un cas de périnévrite optique qu'il considère comme le premier en date.

Poncet de Cluny, en 1878, a décrit pour la 1re fois les deux aspects différents des altérations rétiniennes dans les accès palustres.

Prothon signale encore la thèse de Lévrier en 1879, les observations de Korpinsky, de Pennoff, de Kipp en 1882, de Dujardin en 1883, le cas de Baas en 1885, ceux de Teillais en 1886.

Sulzer a repris cette question en 1890. Bagot, en 1891, a publié un cas de cécité.

Des cas de névrite optique ont été signalés par Ring, Woods (1892).

En 1894, le congrès d'Edimbourg nous offre les

observations et discussions de Benson, Noyes, Thompson.

En 1898, Antonelli a donné l'observation d'un cas de cécité après un accès palustre.

La même année, Yarr a vu chez un paludique des lésions du fond d'œil avec de la congestion de la papille dont les contours étaient flous.

Poncet (1) a observé à l'ophtalmoscope :

1° Des altérations de coloration de la papille qui est plus rouge que normalement ;

2° De l'œdème péripapillaire avec artères amincies, veines congestionnées ;

3° Des hémorragies.

H. Copper (1901) a signalé la névrite optique ; Leprince (1901) a étudié les affections oculaires d'origine palustre.

Il a noté parmi celles-ci fréquemment la névrite optique et de l'atrophie partielle ou totale, de l'héméralopie, de l'amaurose, et des amblyopies transitoires.

Érysipèle

Les observations relatives aux affections du fond de l'œil dans l'érysipèle sont nombreuses. La première date de 1863 : Fronmuller signale l'amblyopie dans l'érysipèle de la face. Puis, des cas de névrites ou d'atrophies sont décrits par Pagenstecher et Hutchinson en 1870 et 1871, par Galezowski (six fois) en

(1) In Thèse Prothon, 1900.

1872 et en 1876, LUBINSKI, SCHENKL et STORY en 1878, PARINAUD (1879), COGGIN, DESPAGNET, VOSSIUS en 1880, HŒSCH (1881), NETTLESHIP, SCHWENDT (1882), CARL, VOSSIUS (1883), EMRYS JONES en 1884, AYRES, DUFAUT (1886), ŒTLER (1889), SEONGAL, SNELL (1893), FLEMMING en 1899, et les traités classiques décrivent des lésions multiples; ce sont surtout des lésions d'atrophie optique, ou encore des rétrécissements, embolies, thromboses, décollement rétinien; altérations tantôt unilatérales, tantôt bilatérales, accompagnées de cécité plus ou moins complète et quelquefois définitive. ANTONELLI signale 15 cas de névrite. Dans quelques-unes de ces observations, on ne peut nier la possibilité d'une propagation de l'inflammation érysipélateuse au tissu cellulaire rétrobulbaire; dans plusieurs centres, au contraire, qui ou bien ont révélé l'absence d'inflammation péri-orbitaire, ou bien ont présenté une cécité bilatérale, ou une atrophie double, alors que l'érysipèle n'avait atteint qu'un seul côté de la face, il semble logique d'admettre, avec BERGER et PROTHON, la possibilité de la névrite par infection générale, par septicémie, ou toxémie.

Diphtérie

Les altérations oculaires dues à la toxine diphtérique, bien qu'elles n'aient pu être rapportées par les premiers auteurs qui les ont signalées à leur véritable cause pathogénique, qu'ils ignoraient nécessairement, car les découvertes de PASTEUR n'avaient pu les éclairer, ont été observées, dès 1860, par GUÉRINEAU, qui a rapporté deux observations d'amblyopie consécutive à des angines couenneuses sans lésions oculaires apparentes. Cet auteur cependant disait : « Je pense que l'*empoisonnement* de l'économie par l'angine couenneuse a déterminé sur le voile du palais une paralysie et que la *même cause* a porté son action sur la membrane nervée de l'œil. »

HULKE, en 1869, relate deux observations d'atrophie optique ; en 1872, BOUCHUT, SEELY (1876), GOWERS (1879), GALEZOWSKI (1881), ont constaté la névrite optique ; FANO (1882), l'amblyopie ; HERSCHELL (1883), JESSOP (1886), le rétrécissement du champ visuel ; NAGEL (1884), les névrites ; REMAK (1886,) l'obnubilation pupillaire ; HENSCHEN (1896) rapporte une observation, avec autopsie et examen microscopique, dans laquelle il constate, à la suite d'une diphtérie, une sclérose disséminée de la moëlle avec névrites périphériques et *névrite optique*. FLEMMING et SCHIRMER, en 1899, signalent des papillites et des névrites optiques papillaires ou rétro-bulbaires post-diphtériques.

Dans son « Traité des Maladies infectieuses », ROGER (1) a pu établir la statistique suivante : sur

(1) G.-H. ROGER, Traité des Maladies infectieuses, t. II, 1902.

216 adultes, 42 ont été atteints de paralysie et il est intéressant de faire remarquer que, sur ce nombre, il y a eu 19 cas de complications oculaires, caractérisées par des paralysies de l'accommodation, généralement bilatérales.

Rougeole

De nombreux auteurs ont signalé des troubles oculaires dus à la rougeole.

Sans remonter à Sichel (1837) et à Desmarres (1847), qui constatent l'amaurose, nous voyons, en 1866 de Graefe (1) avec une observation de papillite, en 1871 (2) Nagel avec deux cas de névrite optique et trois cas d'amaurose, en 1879 Gowers, en 1880 Wadsworth, en 1882 Carreras Arago (3) (2 cas) notent la névrite optique, Bouchut (4), en 1886, signale un cas d'amblyopie. Wadsworth (6), Kelle (5), Despagnet en 1888, Coggin (7) en 1890, Berger et Hiram Woods (8) en 1892 ont vu la névrite post-rubéolique; Nimier et Despagnet, en 1894, l'amaurose; Panas en 1897 (9) une névrorétinite double et une amau-

(1) *Archiv für Ophtalm.*, 1866.
(2) *Nagel's Jahresbericht*, 1871.
(3) *Revista de Ciencias medicas*, 1882.
(4) *Société d'Ophtalmologie de Paris*, 6 nov. 1886.
(5) *Transact. Ophtalm. Society*, 1888.
(6) *Monatschrift für Ohrenheilk.*, 1888.
(7) *Americ. Journal of Ophtalm.*, 1890.
(8) *Archives d'Ophtalm.*, t. 31, fasc. 1.
(9) *Soc. Française d'Ophtalm.*, 1897.

rose totale de l'œil gauche; Flemming (1), en 1899, la névrite optique et l'amblyopie transitoire.

Prothon a publié, en 1900, un cas de névrite post-rubéolique, avec papilles congestives, dilatation pupillaire, réactions lumineuses faibles.

Pour Fage (2), le rôle de l'auto-infection dans la rougeole n'est pas niable.

Marcel Rollet (3), enfin, en 1903, a observé de la mydriase avec ischémie de la papille.

Variole

Nous pouvons signaler les auteurs suivants :

Manz en 1872; Adler en 1874; Leber, en 1877, dans son travail « Sur les maladies de la rétine et du nerf optique »; Forster, en 1877; Vack, en 1878; De Wecker, Landolt, Panas, puis Gowers en 1879, Tourneux en 1884 ont observé la rétinite ou la névrite optique, dues à la variole. En 1885, Riedl relate une observation, avec examen anatomo-pathologique, d'atrophie papillaire avec cécité bilatérale. Même lésion signalée par Gowers en 1894, qui rapporte un cas de névro-rétinite fourni par Leber.

Antonelli a réuni 7 cas de névrite post-variolique. Teillais a observé de l'ophtalmoplégie chez un des

(1) Thèse Lipon, 1900.
(2) *Ann. d'Ocul.*, t. CXXVIII, liv. 1.
(3) *Soc. d'Ophtalm.*, 1903.

varioleux. PROTHON, en 1900 (1), a présenté un cas de névrite optique double post-variolique.

Varicelle

PROTHON signale un cas, jusqu'ici unique, dit-il, de névrite rétrobulbaire, rapporté par HUTCHINSON fils, en 1886, dans le cours de la varicelle.

TEILLAIS a noté de l'ophtalmoplégie.

Scarlatine

Les troubles oculaires que nous allons rapporter ont trait, bien entendu, à des scarlatines, sans affection rénale, sans néphrite albuminurique.

PFLUGER (1868) a observé un enfant de 10 ans, devenu aveugle trois semaines après une scarlatine, par le fait d'une double névro-rétinite, avec artères rétrécies, flexueuses, veines dilatées, et quelques hémorragies. La cécité complète dura 3 ou 4 jours, la vue fut troublée pendant 4 mois, et la névrite persista en partie. — BETKE, en 1865, rapporte un cas analogue avec lésion plus intense de l'œil droit, sans aucun signe de méningite : huit semaines après, la vision était normale. Il n'y eut, ni dans l'un ni dans l'autre cas, aucune trace d'albumine. — HODGES, en

(1) *Soc. sciences méd. Lyon*, 11 avril 1900.

1881, relate un fait d'amaurose unilatérale, complète, définitive, à la suite d'une embolie ou d'une thrombose artérielle rétinienne.

Gowers affirme qu'il n'est pas rare d'observer l'atrophie du nerf optique après la scarlatine.

La paralysie de l'accommodation au cours de cette maladie a été signalée par Strzeminski.

Antonelli a réuni 4 cas de névrite optique toxi-infectieuse. Teillais a observé de l'ophtalmoplégie et Prothon des lésions du fond de l'œil.

Oreillons

Les diminutions de l'acuité, l'amblyopie, la dyschromatopsie, l'héméralopie ont été observées par Hatry (1876). Il y avait injection de la papille et de la zone rétinienne voisine, avec flexuosité des veines, et aussi papille floue.

Talon, en 1883, Blanchard, en 1899 ont publié deux cas de névrite optique ourlienne. Il s'agissait d'une névro-rétinite, apparue tardivement, un mois après les accidents ourliens. Blanchard admet catégoriquement l'action de l'infection directe, la toxémie, et ajoute: « Pour en arriver là, il faut à une maladie infectieuse le temps suffisant pour que, de ses toxines, elle puisse fortement imprégner l'organisme. C'est du moins ce qui semble résulter de l'étude des cas de névrites optiques consécutives à la variole, à la rougeole à la fièvre typhoïde, à l'influenza, à la diphtérie... Cette constatation se retrouve dans l'observation de TALON et la nôtre. » En 1900, DOR publia un cas semblable et présenta son malade à la Société des Sciences médicales de Lyon.

ANTONELLI a signalé 18 cas de névrite optique ourlienne.

PÉCHIN (1) a observé fréquemment des complications oculaires dans les oreillons.

Pour SENDRAL (2), la névrite optique est fréquente et l'amblyopie peut parfois aller jusqu'à la cécité, et aboutir à l'atrophie blanche.

L. MANDONNET (3) a observé de la paralysie de l'accommodation et de la dilatation pupillaire.

BERGER, dans son « Traité des maladies des yeux » dans leurs rapports avec la pathologie générale, signale aussi la paralysie de l'accommodation, qui a été décrite par BAAS.

La névrite optique de l'infection ourlienne a été vue également par STRZEMINSKI (4), et LE ROUX (5) a relaté des cas d'amblyopie passagère « avec allures d'amblyopies toxiques ».

(1) *Ann. d'Oculistique*, 1901, t. II, p. 80.
(2) *Ann. d'Oculistique*, 1901, t. II, p. 394.
(3) *Ann. d'Oculistique*, 1903, t. CXXIX, liv. 2, p. 113.
(4) *Ann. d'Oculistique*, 1903, t. I, p. 300.
(5) *Arch. d'Ophtalm.*, oct. 1903.

Coqueluche

Knapp, en 1876, a observé de l'ischémie rétinienne; en 1880, Landesberg une névrite optique; en 1884, Callau, un cas d'atrophie optique double. En 1888, Alexander rapporte deux cas personnels : l'un des deux, très intéressant, présente, sans aucun signe de méningite et sans albuminurie, une diminution progressive de la vision, puis, au bout de 3 semaines, la cécité complète par névrite optique double, sans troubles pupillaires, et enfin le rétablissement de la vision, deux mois plus tard.

Jacobi, en 1891, a signalé un cas de cécité bilatérale par ischémie avec décollement de la papille.

Prothon, en 1900, émet l'idée que certaines de ces lésions peuvent avoir une origine infectieuse.

Gambe, postérieurement à ces auteurs, a signalé la névrite optique dans la coqueluche, Deschamps (de Grenoble) des troubles oculaires variés. Antonelli a réuni 5 cas de névrite optique.

Zona

Sulzer (1) a observé, au cours du zona, fréquemment du myosis, parfois de la mydriase.

(1) *Annal. d'Ocul.*, Juin-juillet 1898.

Hutchinson (1) note de la paresse de la pupille, une mydriase passagère, et parfois des alternatives de mydriase et de myosis.

La névrite optique au cours du zona a été signalée par Jessop, Goulet, Antonelli.

Angines

Trois cas de troubles oculaires, au cours d'angines non diphtériques sont rapportés par Prothon : celui de De Graefe (1866) a trait à un enfant de 3 ans 1/2 : cécité complète par tuméfaction de la papille, veines tortueuses, etc. ; retour de la vue au bout de quelques semaines, et disparition des lésions ophtalmoscopiques ; celui de Menalho (1894), qui consiste en une papillite, consécutive à une amygdalite catharrale double avec hypertrophie amygdalienne : tout rentra dans l'ordre, deux jours après l'incision des amygdales.

Prothon pense, avec De Graefe, que les angines peuvent produire des névrites rétro-bulbaires ou papillaires, mais *par le mécanisme de l'infection générale.*

Le 3e cas a trait à une rétinite œdémateuse survenue chez une domestique de 32 ans, atteinte d'amygdalite aiguë, sans sucre, ni albumine, et qui demanda deux mois de traitement par les injections de sublimé et de pilocarpine (Prothon).

(1) *Annal. d'Ocul.*, 1898, n° 416.

Affections diverses

Dans la pneumonie, Sichel et Roubinowicz en 1861, Seidel en 1862, signalent des amblyopies dues à une neuro-rétinite. — En 1899, deux cas de rétinite sont rapportés par Axenfeld et Goh, et par Frænkel.

Dans le rhumatisme articulaire aigu, Wirchow en 1871, Galezowski en 1875 ; Roi (1884), Terrier (1884) et Parinaud signalent des troubles oculaires variés. Kœnigshofer a noté la névrite optique.

Dans le purpura, Ruek en 1870, Hutchinson en 1874, Lawford en 1882, Herrnheiser en 1892, R. Denning en 1895 signalent des troubles variés (rétinite, apoplexies, hémorragies rétiniennes).

Dans le scorbut, Weill a rencontré des troubles oculaires analogues.

Dans le typhus exanthématique, Teale en 1867, Benedikt en 1868 observèrent deux cas d'atrophie ; Chisolm, en 1869, un cas de névrite avec achromatopsie ; Penson et Gunn, un cas de papillite.

Dans la fièvre récurrente, on rencontre des lésions d'irido-choroïdite ou rétinite diffuse : Estlander en 1867, Dolgenkow en 1895, Gorecki en 1896.

Dans le choléra, l'ischémie rétinienne est constatée par De Graefe (1866), Roorda Smith (1888), Fox (1893).

Dans la fièvre jaune, la morve. Amblyopie ou

pupillo-rétinite. Fernandez (1884-1891), Tedeschi, (1893).

Dans *la blennorragie* (1 cas), dans *le tétanos*, cas d'amblyopie observés par Larrey, Herknen (cités par Truc, Valude et Prothon).

Il n'est donc pas une maladie infectieuse qui n'ait occasionné des troubles oculaires divers.

Et nous sommes convaincu qu'une observation rigoureuse et l'expérimentation feraient de ces troubles, sinon la règle, du moins une complication très fréquente des infections.

Nous emprunterons la conclusion de ces deux chapitres au travail de Panas sur le rôle de l'auto-infection dans les maladies oculaires :

« Sous ce titre, dit-il, on doit entendre l'infection de l'œil ou de ses annexes par la voie de la circulation, que les germes et les toxines, voire les poisons proviennent du dehors, ou qu'il s'agisse de déchets organiques, surabondants et incomplètement éliminés par les émonctoires naturels (utérus, reins, foie, tube digestif).

« A cette liste s'ajoute le produit de certaines glandes, telles que le corps thyroïde.

« Le virus syphilitique, variolique, vaccinal, rabique et les miasmes palustres scarlatineux, rubéoliques, rentrent également dans la catégorie des agents provocateurs.

« Le terrain joue un rôle nécessaire, mais subordonné.

« C'est dans ce sens qu'il faut interpréter l'influence exercée par l'arthritisme, le lymphatisme, une croissance précoce ainsi que par l'âge, le sexe, les ingesta et les circumfusa.

« Il en est de même de l'alcoolisme, du diabète, de l'albuminurie.

« La participation de l'œil à divers états pathologiques est depuis longtemps nettement établie.

« Pourquoi certains diathésiques échappent-ils aux troubles oculaires, alors que d'autres y sont soumis?

« C'est donc qu'il y a une autre cause que le terrain.

« Cette cause, c'est l'infection.

« Si on examine avec soin ces malades, on découvre des dyspeptiques endurcis, des constipés à outrance, des femmes chlorotiques, dysménorrhéïques, leucorrhéïques, ou en pleine ménopause, conditions qui toutes créent autant d'infections par des toxines organiques déversées dans le sang. La grossesse et la lactation rentrent dans ce cadre.

« Les troubles sécrétoires des glandes : ovaires, testicules, reins et capsules surrénales, pancréas, foie, rate, corps thyroïde y contribuent pour une large part.

« Les fièvres éruptives, l'impaludisme, la dysenterie laissent subsister des modalités pathologiques, d'où dérivent, à la longue, des auto-intoxications.

« C'est ainsi que s'expliquent des affections oculaires survenant tardivement, alors que le sujet semble rétabli de son affection générale.

« Le terrain contribue pour en aggraver la marche.

« C'est ce qui s'observe chez les alcooliques, les diabétiques, les albuminuriques, les dyspeptiques, les névrosés, et ceux qui sont sous le coup d'un épuisement constitutionnel quelconque.

« On découvre également des troubles fonctionnels du côté des reins, du foie, de la rate, de l'estomac et du tube intestinal.

« Une source commune d'infection dérive des muqueuses, entre autres de celles des voies génitales dans les deux sexes.

« On peut encore faire intervenir des causes accessoires, comme le froid, la chaleur, une irritation chimique ou mécanique, le surmenage, les veilles, etc. »

CHAPITRE III

Symptômes de la Démence précoce.

I. — CONSIDÉRATIONS GÉNÉRALES

Avant de commencer l'étude des troubles oculaires que nous avons observés chez les malades atteints de Démence précoce, nous croyons utile de bien spécifier quels sont les symptômes qui nous les ont fait ranger dans cette catégorie.

Il est en effet nécessaire, pour la précision de nos observations, que nous indiquions les bases sur lesquelles nous avons appuyé nos recherches.

Nous avons remarqué que les nomenclatures des différents auteurs diffèrent les unes des autres parce qu'ils ne sont pas tous d'accord sur la catégorie dans laquelle ils doivent ranger leurs malades.

C'est ce qui explique les extrêmes divergences de leurs statistiques.

Nous allons, en conséquence, préciser la symptomatologie sur laquelle nous nous appuyons pour notre classification.

Dans le 1er chapitre de ce travail, nous avons exposé les idées de Dide sur la manière dont il convient, selon lui, d'envisager la Démence précoce de Krœpelin. — Avant d'entrer dans quelques détails sur les signes psychiques et physiques de cette psychose, nous tenons à mentionner aussi une conception nouvelle qui se rapproche beaucoup de celle de Dide.

Elle a été formulée par le professeur Serbsky, de Moscou.

D'après Serbsky, Krœpelin a élargi de façon exagérée les limites de la Démence précoce, et il a tort de s'appuyer sur le mode de terminaison de la maladie pour en établir le diagnostic et en fixer la dénomination.

Cette méthode a pour résultat, par exemple, de ne faire considérer comme amentia que les cas curables, tandis qu'en réalité de nombreux cas d'amentia passent à l'état chronique et que cette amentia chronique fournit le plus fort contingent des déments des asiles.

Serbsky n'admet pas non plus que les troubles du développement génital soient la cause primordiale d'une démence qui peut se produire à tout âge jusqu'à la cinquantaine.

Pour lui, n'entrent dans le cadre de la Démence précoce que les affections débutant à l'âge de l'adolescence et qui passent rapidement à une démence plus ou moins prononcée. Mais il faut distinguer différents types de cette affection :

1° Une Démence simple, avec des degrés divers ;

2° Une Démence précoce, le type Hecker-Krœpelin avec ses trois variétés (hébéphrénique, catatonique, paranoïde) ;

3° Une Démence secondaire consécutive à une affection aiguë pour laquelle Serbsky propose la dénomination de démence secondaire progressive (1).

Enfin Serbsky déplore l'absence de signes physiques permettant de baser la Démence précoce sur une symptomatologie indiscutable.

Gilbert Ballet a également, à maintes reprises, manifesté ce regret.

C'est pour combler, dans la mesure de nos moyens, cette lacune que nous avons entrepris ce travail.

C'est pour pouvoir attribuer aux troubles oculaires que nous avons observés la valeur physique qu'ils ont réellement, que nous nous sommes cru obligé à entrer dans le détail des observations de nos malades.

C'est encore cette raison, qui nous engage à donner un aperçu des symptômes qui ont servi à établir le diagnostic de Démence précoce.

Nous pouvons diviser ces symptômes en deux

(1) La question de démence secondaire prêterait à une discussion en dehors de notre sujet.

catégories : les signes psychiques et les signes physiques.

II. — SIGNES PSYCHIQUES

Ce sont les troubles de la sphère affective et morale, les alternatives de dépression et d'excitation, la perte des sentiments de famille, l'incuriosité. On trouvera tous ces symptômes décrits en détail dans la thèse de MASSELON, sur la psychologie des déments précoces.

La réunion des troubles de l'activité volontaire a abouti à la formation du syndrome catatonique, qui est formé des trois éléments: *négativisme, suggestibilité, stéréotypie.*

DIDE a décrit les hallucinations psycho-inhibitrices de la façon suivante :

Dans l'ordre des phénomènes purement psychologiques, on distingue l'obsession qui, poussée jusqu'à son extrême limite, arrive à produire l'inhibition.

Dans l'ordre des phénomènes hallucinatoires, il est possible de constater des phénomènes analogues ; c'est ainsi qu'à plusieurs reprises il nous a été donné d'observer des malades, chez lesquels l'hallucination auditive verbale est tout à fait incontestable, aboutissant à des phénomènes d'inhibition.

L'exemple le plus simple de semblables faits se

trouve réalisé par une hallucination défendant au malade d'agir ou de parler ; mais il est possible que cette hallucination arrive à l'inhibition simplement par ce fait qu'elle occupe la totalité du champ de la conscience.

Il se fait dans la sphère auditive une hallucination qui peut être perçue distinctement, mais qui, parfois, est seulement subconsciente. Immédiatement après, il se produit une irradiation dans la sphère motrice, qui brusquement provoque l'inhibition.

Cette inhibition est subjectivement perçue comme pénible; elle est décrite par les malades revenus à une période quasi-normale comme une barre ou un verrou appliqué à leurs fonctions motrices (motilité générale, fonction de la parole).

L'hallucination psycho-inhibitrice alterne souvent avec l'hallucination psycho-motrice, continuant, dans le domaine des perceptions sans objet, l'analogie qui existe entre l'obsession inhibitrice (obsession proprement dite) et l'obsession motrice (impulsion proprement dite).

Les manifestations de la suggestibilité consistent en une docilité des malades, qui exécutent automatiquement ce qu'on leur commande, restent dans la position où on les met, continuent automatiquement les gestes commencés.

C'est ce que Brissaud a nommé, avec tant de justesse, l'activité passive.

L'écholalie, l'échomimie, l'écopraxie ne sont que des conséquences de cette activité passive.

La stéréotypie, c'est la répétition incessante des mêmes mots, des mêmes gestes.

Elle s'accompagne souvent d'un besoin continuel de mouvements, de gestes désordonnés, d'un flux de paroles intarissable.

Les troubles de la sphère intellectuelle se manifestent par des altérations de l'attention, de la mémoire, du jugement. Nous renvoyons pour leur étude à la thèse de Masselon.

Dans la variété paranoïde de la Démence précoce, Kroepelin a noté les manifestations délirantes qui comprennent tous les délires systématisés, hallucinatoires, chroniques, englobant le délire chronique de Magnan. Ces conceptions délirantes s'accompagnent d'une exagération du sentiment, de la personnalité, de néologisme, de jargonaphasie.

III. — SIGNES PHYSIQUES

Ce sont les signes physiques qui, jusqu'ici, ont été le moins observés. Et les différents auteurs qui les ont notés ne sont pas toujours d'accord.

Serieux et Masselon ont constaté une exagération des réflexes tendineux, ainsi que des réflexes cutanés.

La plupart des autres signes physiques ont été signalés par DIDE.

Il a décrit un syndrome physique caractérisé par du pseudo-œdème, de l'érythème multiforme, du purpura, des modifications de la formule urinaire, de l'exagération des réflexes tendineux, de la diminution des réflexes cutanés, une démarche ataxo-spasmodique, ou titubante.

Sous le titre de Dermato-psychies, il a réuni le pseudo-œdème psychique, l'érythème polymorphe, le purpura et les gangrènes superficielles symétriques.

Le pseudo-œdème psychique comprend un syndrome localisé symétriquement aux extrémités ou à la face, caractérisé par une infiltration tendue, ne prenant pas, ou peu, l'empreinte du doigt, s'accompagnant souvent de cyanose, diminuant sans disparaître par le repos au lit et pouvant même résister à un régime lacté exclusif poursuivi pendant des mois.

Nous avons personnellement observé, et fréquemment, ce pseudo-œdème chez nos Déments précoces, et on en trouvera la description dans nombre de nos observations.

Cette infiltration semble plus fréquente dans les états d'inhibition cérébrale, et est influencée manifestement par les modifications qui surviennent dans l'état mental.

Dide a encore signalé (et nous les avons observés et photographiés avec lui) d'autres troubles trophiques, tels que le purpura ou l'asphyxie avec gangrène des doigts. Nous extrayons de l'étude de Dide sur les Dermato-psychies, ce qui suit :

« L'érythème polymorphe est fréquemment associé au pseudo-œdème. On y rencontre l'érythème maculeux avec sa localisation au niveau de la face dorsale des mains ou des pieds avec les marbrures rouges et violettes, et l'évolution de sa tache vers une teinte livide ; cette variété a une certaine ressemblance avec les engelures.

« L'érythème vésiculo-bulleux est le plus souvent noté ; sa localisation préférée est pour le dos du pied, et notamment pour le bord externe de cette extrémité.

« Sur un élément érythémateux, on constate la production d'une vésicule à dimensions extrêmement exagérées, qui, dès le lendemain parfois, a donné lieu à une pellicule flétrie, qui se perd au milieu d'une surface ecchymotique.

« Parfois plusieurs vésicules deviennent confluentes pour donner lieu à une bulle plus ou moins étendue dont le contenu devient louche, puis purulent (variété pemphigoïde). Dans certains cas, l'évolution bulleuse est primitive et les bulles, dont les dimensions varient de quelques millimètres à quelques centimètres, ont un contenu séreux, parfois hémorragique, qui aboutit généralement à la purulence. »

Chez les mêmes malades nous avons pu observer, avec Dide, les diverses variétés d'érythème polymorphe, des desquamations plus ou moins importantes et dépassant les limites des éléments éruptifs.

Nous ferons dès maintenant remarquer l'extrême analogie qui existe entre ces érythèmes et les éruptions si fréquentes qu'on rencontre, chaque fois qu'il y a un trouble intestinal quelconque.

Voici maintenant les constatations de Dide sur le purpura, que nous avons fréquemment observé avec lui.

« Le purpura est fréquemment constaté; des caractères objectifs toujours identiques lui donnent chez nos malades une physionomie spéciale; il est presque toujours symétrique, affectant avec une grande prédilection une localisation au niveau des orteils et plus spécialement même au niveau des régions des orteils qui peuvent subir des frottements (région inféro-externe). La tache de purpura est généralement arrondie ou ovalaire, à contours bien limités; elle est légèrement saillante et son évolution varie suivant les cas. Parfois elle pâlit, prend une teinte chamois, la peau sous-jacente se kératinise et la desquamation s'ensuit; parfois l'hémorragie cutanée conserve sa couleur rouge et la desquamation de tout l'élément se fait, la teinte hémorragique étant conservée dans l'élément desquamé, c'est ce qui se produit dans le cas où la suffusion sanguine a lieu au-dessous d'un épiderme épais ou corné —, comme celui de la région plantaire. »

Faisons remarquer, en passant, que le purpura est une manifestation commune dans les toxi-infections.

Les gangrènes symétriques des orteils, observées par Dide, sont considérées par lui comme une complication des lésions précédemment décrites.

Etant donnée la manifeste analogie qui existe entre les lésions décrites par Dide et celles observées par Quinke et attribuées par cet auteur à une toxi-infection, étant donnée aussi leur ressemblance avec la plupart des troubles analogues observés dans les infections et les intoxications, nous croyons qu'on peut admettre comme cause fort probable une auto-intoxication d'origine intestinale.

La meilleure preuve en est que le régime lacté améliore ces lésions dans de notables proportions. On pourra s'en rendre compte par la lecture des observations rapportées plus loin.

Une autre preuve que les poisons qui agissent sont bien en partie des poisons sécrétés par l'économie, c'est que le pseudo-œdème est favorablement modifié par le seul alitement.

En outre, l'amélioration des troubles mentaux peut coïncider avec la disparition des manifestations pathologiques de la peau.

Ce qui semblerait en faveur de cette idée que les

accès mentaux et les troubles cutanés sont sous la dépendance de la même cause.

Cette opinion s'appuie du reste sur d'autres faits. En effet, Dide a cherché et trouvé une formule hémo-leucocytaire spéciale chez les déments précoces, et a constaté une augmentation des mononucléaires et des éosinophiles.

Or, l'hématologie en général nous enseigne que, dans les infections et les intoxications, la mononucléose est fréquente. Dide et Chenais ont également décrit une formule urinaire de la Démence précoce. Ils ont observé une diminution de la quantité des urines avec augmentation de leur densité et une *diminution très nette de l'urée*. Deny est arrivé à peu près aux mêmes résultats.

On voit que ces troubles correspondent à la dépuration incomplète de tous les auto-intoxiqués.

Notons, pour terminer, que Dide a fréquemment remarqué chez les déments précoces des troubles de la marche ; les uns sont simplement dus à des modifications psychiques et correspondent à des idées délirantes. D'autres s'établissent d'une façon durable et peuvent entrer en ligne de compte dans la symptomatologie physique de l'affection. Ils correspondent vraisemblablement à une lésion.

Ces troubles sont caractérisés par une démarche légèrement tabéto-spasmodique avec talonnement, le talon traînant à terre avant de s'y poser.

Les orteils sont fortement relevés, l'angle d'ouverture du pied est diminué et le pas raccourci.

Il est intéressant de rapprocher ces troubles de la marche des troubles réflexes depuis longtemps signalés. Leur fréquence est relativement minime, puisque Dide, qui les signale le premier, ne les observe que dans 4 ou 5 p. 100 des cas.

CHAPITRE IV

Troubles oculaires dans la Démence précoce

Parmi les signes physiques des maladies, les symptômes oculaires ont une importance très grande.

Ce qui est vrai pour les maladies générales l'est aussi et encore plus pour les maladies mentales.

Le malade, en effet, ne peut parfois renseigner le médecin sur ce qu'il ressent, et ce dernier ne peut établir son diagnostic que sur ce qu'il voit.

Dans les études qui ont été faites jusqu'ici sur les troubles oculaires dans la Démence précoce, deux choses nous ont frappé surtout.

C'est d'abord qu'il règne un flottement regrettable dans les nomenclatures des différents auteurs, les mêmes malades figurant d'une statistique sur l'autre sous des catégories différentes.

C'est en second lieu que l'étude des troubles oculaires chez les mentaux doit être longtemps poursuivie sur les mêmes malades pour qu'on puisse dégager de cette étude des documents intéressants.

Notre but, en entreprenant ce travail, est de démontrer que les symptômes oculaires observés par nous sont une preuve nouvelle que les malades en question présentent manifestement de la toxi-infection, étant donnée l'analogie frappante que leurs troubles oculaires ont avec ceux que nous avons notés dans les infections et intoxications exogènes ou endogènes.

L'observation des troubles oculaires dans les maladies mentales est d'une valeur si incontestable que nombre d'auteurs les ont étudiés, pour la paralysie générale notamment.

On sait l'importance qu'on attache actuellement à ces troubles qu'on considère comme pathognomoniques de la réflectivité.

Pour les vésanies, la question est de date plus récente et l'on trouve dans les auteurs quelques observations isolées.

MARANDON DE MONTYEL signala il y a plusieurs années déjà des modifications des réflexes pupillaires.

Plus récemment encore, depuis que KRŒPELIN a fait connaître sa synthèse clinique de la Démence précoce, les psychiâtres français s'attachèrent à rechercher s'il n'existait pas dans cette affection des troubles oculaires.

SÉRIEUX et MASSELON notèrent l'affaiblissement des réflexes lumineux et accommodateurs dans 78 p. 100 des cas, mais jamais la disparition complète de ces réflexes, non plus que le signe d'Argyll Robertson.

Deny a constaté une diminution des réflexes lumineux dans 58,3 p. 100 des cas, et une diminution du réflexe accommodateur dans 41,6 p. 100 des cas. — Il note encore la mydriase chez un peu plus des 2/3 des sujets (76,9 p. 100), tandis que le myosis est exceptionnel ainsi que l'inégalité pupillaire permanente.

Siemerling, en 1885, examinant 300 femmes aliénées, trouve l'absence du réflexe à la lumière chez 3 déments séniles, 1 dément syphilitique, 3 tabétiques, 2 épileptiques, 1 cas de folie systématique.

En 1896, il rapporte une statistique concernant 9.160 malades et note l'absence du réflexe lumineux dans 29 cas de tabes avec psychose, dans 17 cas de syphilis cérébrale, dans 19 cas de démence organique et 19 cas de démence sénile, 4 cas d'hystérie et 4 d'épilepsie.

Moeli a trouvé l'immobilité pupillaire chez 56 aliénés sur 1.900 malades, et, parmi ces 56, huit devinrent ultérieurement paralytiques et 3 tabétiques.

L'inégalité pupillaire a été observée par Oebeker chez les aliénés dans 2 p. 100 des cas.

Mignot a examiné 63 déments précoces.

Voici les résultats auxquels il est arrivé : 19 avaient de la dilatation pupillaire, 19 de l'inégalité.

Le réflexe à la lumière a été recherché chez 63 malades : 4 fois il était nul, 29 fois altéré.

Le réflexe à la convergence a été observé chez 39 malades : il a été diminué 5 fois.

Le pourcentage est le suivant :

Inégalité pupillaire..............	32,20	p. 100
Troubles du réflexe à la lumière.	62,26	—
— — d'accommodation.	12,81	—
Dilatation pupillaire............	30,15	—
Déformations pupillaires........	52,64	—

Les recherches de MIGNOT ont porté en outre sur 5 démences séniles, 7 délires alcooliques, 11 folies périodiques, 12 mélancolies séniles, 8 délirants chroniques, 17 délires systématisés, 6 débiles ou idiots.

Il n'a trouvé la perte complète et définitive du réflexe lumineux avec conservation du réflexe accommodateur (Argyll) que dans un cas de démence précoce à forme paranoïde et deux cas d'alcoolisme chronique.

MARANDON DE MONTYEL au contraire dit avoir observé l'Argyll dans 54 p. 100 des cas de démence précoce.

CESTAN, trouvant ces chiffres exagérés, a examiné 50 épileptiques, 30 déments séniles, 12 démences précoces, 3 manies intermittentes, 2 folies à double forme, 5 mélancolies, 16 démences systématisées chroniques, 16 démences secondaires, 2 neurasthénies avec obsessions impulsives, 1 confusion mentale, 1 chorée chronique avec troubles mentaux, 9 débilités mentales, 9 imbécillités, 6 idioties, et jamais il n'a observé l'abolition complète et définitive du réflexe lumineux.

Bumke a noté dans la Démence précoce de la mydriase et des variations physiologiques de la pupille.

Enfin Dide et Assicot signalèrent des alternatives d'anémie et de congestion de la papille.

En présence de l'incertitude et des contradictions qui règnent actuellement en ce qui concerne la valeur qu'on doit attacher à ces signes oculaires dans la Démence précoce, nous avons entrepris l'examen au point de vue oculaire des déments précoces de l'asile d'aliénés de Rennes.

Nos observations ont porté sur 87 malades hommes ou femmes, qui ont été examinés dans le laps de deux années, au moins à trois reprises différentes chacun.

Nous donnerons du reste pour chaque malade la date de nos examens.

Voici la méthode que nous emploierons. Nos observations seront forcément résumées, et réduites au strict nécessaire, qui consistera pour nous dans la production des signes psychiques et physiques observés, signes qui sont une preuve incontestable que les malades examinés rentrent bien dans la catégorie mentale que nous nous sommes proposé d'étudier.

Immédiatement après l'observation ainsi résumée,

nous donnerons l'étude des signes oculaires constatés à plusieurs reprises chez les mêmes malades, au cours de deux années consécutives.

Il nous semble qu'ainsi conçu ce travail fait avec le plus grand soin pourra fournir des documents sérieux pour des études ultérieures.

Observations.

Observation I.

S... Pierre, né le 23 juin 1877.

Entré le 1er décembre 1902 pour la première fois.

A cette époque, ce malade a présenté de l'incohérence avec délire confus et hallucinations auditives.

Sorti le 20 janvier 1903, dans le même état ; durant son séjour chez lui, il refusa de travailler, prétextant qu'on lui glaçait le sang, que les prêtres lui en voulaient, que ses voisins cherchaient à l'empoisonner. La nuit, il fouillait son lit, pour découvrir les personnes qui l'électrisaient.

Il entre une seconde fois à l'asile le 20 octobre 1904, dans une période d'agitation ; il entend des voix qui lui causent, elles viennent d'en haut et elles l'insultent. Il ne peut répondre aux questions qu'on lui pose, car on lui serre le cœur, des ombres passent sur lui et retiennent sa pensée (hallucinations psycho-inhibitrices).

Depuis lors, ce sont ces phénomènes psycho-inhibitifs qui dominent la scène, s'accompagnent d'un état de stupeur avec mutisme et attitudes catatoniques, interrompu parfois par quelques raptus violents pendant lesquels le malade frappe sans raison les personnes qui l'entourent.

Les troubles trophiques consistent en pseudo-œdème des pieds et cyanose des mains.

Examen oculaire.

Le 29 novembre 1904, nous notons une irrégularité des pupilles avec myosis.

Le réflexe d'accommodation est normal, le réflexe lumineux aboli. Par conséquent, Argyll. A l'ophtalmoscope, les pupilles sont congestives.

Le 16 mars 1905, l'observation nous montre que l'Argyll a persisté.

Par contre la congestion des papilles a fait place à une légère décoloration, surtout dans le segment nasal.

Le 7 avril 1905, l'examen de l'œil nous a donné les résultats suivants : pupilles en mydriase, réflexe d'accommodation normal, réflexe lumineux diminué, fond de l'œil normal.

On remarque une légère opacité cristallinienne.

Observation II

B... Louis, né le 5 janvier 1864.

Entré le 5 décembre 1885.

Catégorie mentale : Démence précoce, catatonique.

Ce malade présente de la suggestibilité, des mouvements stéréotypés et des attitudes catatoniques très prononcées.

Il a des illusions sensorielles, des idées de persécution avec hallucinations de l'ouïe et de violents accès d'agitation. Il est tombé peu à peu dans un état de stupeur presque complet ; il est sujet à des impulsions angoissantes. On note chez lui des hallucinations psycho-inhibitrices qu'il explique lui-même de la façon suivante :

Il y a un barrage de la volonté très net, il ne peut pas vouloir, il n'a jamais l'idée de faire quelque chose par lui-même. Sa volonté est empêchée, obstruée par des idées qui reviennent constamment à son esprit. — Ce sont des idées de culpabilité.

Il a également des hallucinations psycho-motrices. Quand il parle, ce sont des voix qui le font parler, qui se substituent à lui, qui sont en lui.

Lorsque le malade est dans le mutisme absolu, ce sont ces voix qui l'empêchent de parler, comme elles le poussent à résister à tout (négativisme).

Son état mental ne s'est pas modifié depuis sensiblement. Cependant, bien que son initiative spontanée soit à peu près nulle, on arrive à l'employer à des travaux de culture.

Comme troubles trophiques, on a noté de la cyanose des extrémités.

Examen oculaire.

Le 16 octobre 1903, pendant une période de stupeur, les réactions pupillaires furent trouvées normales, ainsi que la pupille.

Le 16 septembre 1904, nous avons noté une légère diminution du réflexe lumineux consensuel. Le réflexe d'accommodation était normal. Fond d'œil normal.

Un 3e examen, en date du 7 avril 1905, n'a révélé aucune lésion oculaire.

Observation III.

M... François, né le 11 octobre 1880.

Entré le 18 avril 1904.

Les accidents ont débuté deux ans avant l'internement par des fugues bizarres, le malade, prenant un billet de chemin de fer pour une ville, se rendant dans une autre où il n'a rien à faire.

Quartier-maître dans la marine, il passe deux mois à l'hôpital pour anémie cérébrale.

Envoyé en convalescence à Rennes, il se rend de Cherbourg à Dol, de Dol à Cherbourg, où il prend un billet pour Brest, avec lequel il revient à Rennes.

Depuis son entrée à l'asile, il présente une demi-stupeur, avec gestes stéréotypés, explosions de rire sans motif et attitudes catatoniques.

Examen oculaire.

Dans l'observation du 4 octobre 1904, nous avons noté une mydriase légère.

Les pupilles réagissent bien à la lumière et à la convergence ; la sensibilité conjonctivale est très diminuée. Le fond d'œil est normal.

16 mars 1905 : mydriase légère, réflexe lumineux normal, réflexe d'accommodation faible. Pupilles congestives, avec veines volumineuses.

Observation IV.

L... Alexandre, né en 1881.

Entré le 18 octobre 1903.

Ce malade vient du régiment, où il a été réformé.

Il reste en général dans le mutisme, avec attitudes bizarres, gestes stéréotypés de la tête et des mains. Il a parfois des éclats de rire sans aucun motif, et entretient à voix basse des soliloques incompréhensibles.

Il a des attitudes catatoniques très marquées. Les réflexes patellaires sont exagérés.

Les troubles trophiques consistent en cyanose et refroidissement des mains et des pieds. En outre, il existe une infiltration pseudo-œdémateuse localisée au niveau de la face dorsale de la main gauche.

Examen oculaire.

Le 22 octobre 1903, nous avons trouvé les pupilles normales avec conservation des réflexes. Le fond de l'œil ne peut être examiné.

Le 27 septembre 1904, mêmes constatations en ce qui concerne les pupilles et les réflexes. A l'ophtalmoscope, les pupilles sont congestives avec veines volumineuses.

Le 7 avril 1905, l'examen nous donne les résultats suivants : pupilles normales, réflexe lumineux diminué, réflexe de l'accommodation normal.

Les papilles sont congestives avec veines apparentes.

Il sera intéressant plus tard de voir si l'Argyll, qui semble se manifester à notre dernier examen, évolue comme chez la plupart des autres malades et s'établit définitivement.

Observation V.

B... Gustave, né le 26 janvier 1879.

Entré le 24 avril 1904.

Un oncle aliéné actuellement à l'asile.

Présente à son entrée un délire confus avec hallucinations psycho-motrices et psycho-inhibitrices.

La confusion dans ses propos est extrême : c'est le Sacré Cœur qui l'a amené. Il a voulu que son jour fût sanctifié.

Toujours il a en lui une voix qui cause et qui l'empêche de parler de lui-même. Il est le Sacré Cœur et a pu se souffler une âme, mais il a été obligé de l'attendre, car il a fait naître la Sainte-Vierge, etc.

Il répète sans cesse les mêmes mots, et les accompagne de gestes stéréotypés.

Cet état d'agitation, lié à des hallucinations, dure jusqu'au mois de juin 1904, époque à laquelle le malade tombe dans la stupeur absolue avec gâtisme et attitudes catatoniques extrêmement marquées. Il sort de cet état pour guérir complètement et quitte l'asile.

Examen oculaire.

En 1902, on a noté de l'exagération des réactions pupillaires.

Le 4 octobre 1904, les pupilles étaient normales et réagissaient bien à la lumière et à l'accommodation.

Le réflexe conjonctival était aboli. Fond d'œil normal.

Un 3e examen a confirmé les résultats le 16 janvier 1905.

Observation VI.

G... Auguste, né le 22 janvier 1884.

Entré une première fois le 30 mai 1903.

L'affaiblissement intellectuel de ce malade est précoce ; il présente un état habituel d'excitation maniaque avec gâtisme intermittent. — Il entre à l'asile pour la seconde fois le 31 août 1904, après un court essai de sortie, et on le retrouve dans le même état mental.

Actuellement, il est tombé dans la stupeur, avec indifférence complète à tout ce qui se passe autour de lui.

Abolition totale des sentiments de famille.

Examen oculaire.

4 octobre 1904 : pupilles égales, réactions normales, fond d'œil normal.

16 mars 1905 : pupilles en mydriase réagissant bien à la lumière et à la convergence. — Fond d'œil normal.

Observation VII.

L... Joseph, né le 15 janvier 1865.

Entré le 5 décembre 1900.

Un frère de ce malade est mort à l'asile pendant son séjour.

Durant les premiers mois, il a lui-même été en proie à une agitation incoercible diurne et nocturne; mais depuis lors, il a des alternatives d'excitation avec gestes stéréotypés et loquacité incohérente, puis de dépression avec mutisme, stupeur et gâtisme.

Le gâtisme se prolonge quelquefois au début de la période d'excitation.

Il est difficile de savoir si ce malade est halluciné, car il ne répond à aucune des questions qui lui sont posées.

Cependant, pendant ses périodes d'excitation, il est manifestement psycho-moteur et ponctue tous ses propos par des gestes stéréotypés du bras droit.

Il présente facilement des attitudes catatoniques.

Examen oculaire.

16 octobre 1903, normal.
4 octobre 1904, normal.
16 mars 1905 : pupilles irrégulières en myosis. — Réflexes conservés. — Fond d'œil normal.

Observation VIII.

T... Marie-Joseph, né le 16 octobre 1881.

Entré le 14 août 1904. Sa mère morte à l'asile, il y a 6 ans. Les troubles mentaux ont débuté d'une façon brusque : 15 jours avant l'entrée à l'asile, le malade a manifesté des idées mystiques, d'auto-accusation, de damnation.

Il s'est livré à des violences sur son entourage ; il a conscience que l'accomplissement de ses fonctions mentales est anormal ; il ne peut plus réunir ses idées comme auparavant. — Il est d'ailleurs manifestement troublé par des hallucinations auditives, et par des phénomènes psycho-moteurs et psycho-inhibitifs.

Ses attitudes catatoniques sont évidentes.

Il présente un pseudo-œdème très accusé. — Son état mental reste stationnaire.

Examen oculaire.

Le 27 septembre 1904, les pupilles étaient égales, les réflexes normaux. Aucune lésion du fond d'œil. — Il y a de l'anesthésie conjonctivale.

Le 16 mars 1905, nous avons noté une mydriase légère. Les réflexes sont conservés et la pupille est normale.

Observation IX.

R... Pierre, né le 12 mars 1853.

Entré pour la première fois le 3 avril 1877, et pour la seconde fois le 5 mars 1879.

Ce malade a présenté, au début, un état mental caractérisé par des alternatives de stupeur et d'excitation. Pendant ces périodes d'agitation, il est sujet à des impulsions violentes.

Actuellement, cet état mental est entièrement cristallisé: le malade présente une agitation perpétuelle, avec verbigération, stéréotypie; il répète constamment les mêmes gestes, se prosternant à terre, se frappant la poitrine, faisant des signes nerveux; puis il porte sa main à sa bouche comme s'il en voulait extraire l'ultime dent subsistant à sa mâchoire supérieure. Ses propos sont incohérents et se caractérisent par la répétition des mêmes mots ou des mêmes membres de phrase, prononcés à voix basse dans une sorte de marmottement. Ce bavardage s'accompagne de gestes paradoxaux et de clignements d'yeux.

Le malade présente des hallucinations de l'ouïe manifestes ; il prétend entendre fréquemment la voix de Dieu qui lui parle, lui enjoignant de faire arracher sa dent.

On a noté des attitudes catatoniques fréquentes.

Les troubles trophiques consistent en un pseudo-œdème typique, au niveau des mains et des pieds, s'accompagnant de cyanose avec refroidissement, et d'ulcérations superficielles.

Examen oculaire.

Le 10 décembre 1903, la pupille était normale et réagissait bien à la lumière et à l'accommodation. Il fut impossible, vu l'agitation du malade, d'examiner le fond de l'œil.

Le 16 septembre 1904, nous avons noté de l'anesthésie cornéenne. Il est toujours difficile d'éclairer le fond d'œil. Nous avons été plus heureux dans nos deux derniers examens.

Le 16 février 1905, l'observation nous a donné les résultats suivants : pupille inégale et irrégulière ; réflexe d'accommodation et réflexe lumineux affaiblis. — Le réflexe consensuel est aboli; la sensibilité conjonctivale est notablement diminuée. A l'ophtalmoscope, les pupilles sont légèrement hyperémiées.

L'examen du 20 mars diffère peu du précédent.

L'inégalité pupillaire a disparu ; le réflexe d'accommodation est complètement aboli ; le réflexe lumineux est extrêmement faible, mais il existe.

Le fond d'œil est redevenu normal.

Observation X (1).

C... Adolphe, né le 28 juillet 1858.

Entré le 2 mai 1877.

Malade ayant présenté au début de la manie avec hallucinations et mutisme absolu, puis des périodes de mélancolie et d'excitation avec impulsions violentes et refus de s'alimenter.

Depuis, C... garde un mutisme absolu ; de temps en temps, il est pris de crises épileptiformes périodiques, d'une durée de [illegible] à 5 jours.

(1) Thèse de Chenais.

Il présente à un haut degré de la suggestibilité et des phénomènes catatoniques.

Il a de la thermo-anesthésie, ses réflexes patellaires sont exagérés, le fascia lata est imperceptible.

On a noté en outre un léger refroidissement des extrémités, sans œdème ni cyanose, et du dermographisme.

Examen oculaire.

En 1902, ce malade présentait, comme seul trouble, de l'inégalité pupillaire, qui avait disparu le 9 avril 1904.

A cette date, les réflexes sont normaux, et le fond d'œil est normal également.

Dans un troisième examen, daté du 27 septembre 1904, nous notons :

Légère inégalité pupillaire, la pupille gauche étant un peu plus dilatée.

Réflexe lumineux normal, réflexe d'accommodation et fond d'œil impossibles à examiner.

Observation XI (1)

D... Alphonse, né le 22 juin 1856.

Entré le 28 avril 1886.

Ce malade a présenté, au début, un état démentiel avec mauvaise tenue, périodes d'excitation intermittentes, s'accompagnant de violences.

Par intervalles, phénomènes catatoniques et pseudo-œdème malléolaire.

Depuis, ces alternatives d'agitation et de dépression ont

(1) Résumée d'après la thèse de Chenais.

continué; le malade a de la verbigération, de l'incohérence, de la jargonaphasie et une tendance aux néologismes.

Dans ses périodes d'agitation, il présente du négativisme et des stéréotypies.

Les troubles trophiques consistent en légère cyanose des extrémités, œdème passager des jambes.

Le dermographisme est intense.

Examen oculaire.

En 1902, on a observé que les pupilles réagissaient faiblement à la lumière et à l'accommodation.

L'examen du 5 novembre 1903 nous a donné des résultats intéressants : les pupilles sont égales, et réagissent normalement à la convergence. Le réflexe lumineux est très faible, *quelquefois nul*, ce qui constitue un Argyll. En outre, de temps à autre, la pupille se dilate presque immédiatement sous l'influence de la lumière (réflexe paradoxal).

A l'ophtalmoscope, la papille est légèrement décolorée.

Nous avons tenu à nous rendre compte si l'Argyll observé chez ce malade était un signe permanent ou transitoire.

Le 16 février 1905, nous avons pu constater que le réflexe d'accommodation était normal, le réflexe lumineux nul.

L'Argyll existait donc depuis plus d'un an.

Dans une dernière observation en date du 16 mars 1905, nous avons observé une fois de plus la persistance de ce symptôme.

Observation XII

D... Louis, né le 26 février 1857.

Entré le 27 avril 1872.

Ce malade est dans un état de demi-stupeur.

Il a de la verbigération, mais parle toujours à voix basse. Cette loquacité correspond à des hallucinations auditives perpétuelles.

Il entend constamment des voix et ne prend aucun contact avec la vie extérieure.

D... présente des troubles trophiques nombreux, et du pseudo-œdème manifeste.

Il a des taches de purpura au niveau des orteils, évoluant vers des troubles trophiques avec onyxis chronique.

On note également des troubles de la marche, qui se fait à petits pas; la base de sustentation est écartée, le talon traîne légèrement à terre, et les orteils sont en hyperextension pendant la marche.

Les réflexes tendineux sont très exagérés, le fascia lata normal.

Examen oculaire.

Le 13 septembre 1904, nous avons observé une légère mydriase des réflexes normaux, des pupilles normales avec un dépôt de pigment à la partie interne (image renversée) de l'œil gauche.

La sensibilité cornéenne était très diminuée.

Le 9 avril 1904, examen impossible.

A l'examen du 16 mars 1905, mêmes constatations que dans la première observation, avec en plus de l'inégalité pupillaire. Réflexes intacts, fond d'œil normal.

Observation XIII

G... Charles, né le 12 mars 1880.

Entré le 24 octobre 1902.

Présente de la stupeur avec mutisme presque absolu, phénomènes d'opposition alternant avec des phénomènes catatoniques, panophobie, indifférence complète.

Nous avons observé chez ce malade des troubles trophiques des doigts avec pseudo-œdème segmentaire intense et érythème, cyanose.

Les réflexes des orteils sont à peu près abolis, les réflexes rotuliens exagérés, le fascia lata normal.

Il existe en outre des troubles de la marche, qui est légèrement ataxo-spasmodique. Le pied qui se lève est projeté plus en avant que l'endroit où il doit se poser, et retombe ensuite à terre sur le talon. La jambe qui est à terre se détend brusquement à la fin du pas. Le signe de Romberg est légèrement ébauché.

Examen oculaire.

Le 9 avril 1904, le réflexe lumineux était très diminué, le réflexe d'accommodation normal; l'examen du fond d'œil fut impossible.

Le 28 septembre, nous avons trouvé les pupilles, réflexes et fond d'œil normaux, et une légère anesthésie conjonctivale.

Dans l'observation du 16 mars 1905, les pupilles étaient en mydriase notable. Le réflexe lumineux était normal, et le réflexe d'accommodation diminué, ce qui constitue presque le signe d'Argyll.

Nous avons noté aussi de la congestion des papilles, avec veines volumineuses.

Observation XIV

G... Pierre-Marie, né en 1875.

Entré le 16 août 1896.

Ce malade, venant de l'asile de Vaucluse, a présenté au début un délire bizarre, avec idées vagues de persécution, phénomènes psycho-moteurs, le poussant au vagabondage.

Depuis qu'il est à l'asile, il est tombé dans un état de demi-stupeur avec incohérence des propos, phénomènes catatoniques, impulsions, gâtisme intermittent.

Cet état est entrecoupé de périodes de stupeur avec mutisme.

On a noté chez ce malade de l'exagération des réflexes tendineux et du fascia lata.

La démarche est bizarre, sans rien de systématique.

Examen oculaire.

Le seul trouble constaté dans nos deux observations du 13 septembre 1904 et du 16 mars 1905 a été l'abolition presque complète du réflexe cornéen et du réflexe conjonctival.

Pupilles, papilles et autres réflexes normaux.

Observation XV.

B... Alexandre, né en 1873.

Entré le 27 mai 1896.

B... est entré présentant de l'excitation maniaque, des hallucinations auditives, verbales, de l'écholalie et de l'échopraxie.

Depuis lors, il est tombé dans un état de demi-stupeur avec mutisme, gestes stéréotypés et paradoxaux.

Tous les quinze jours environ, ce malade présente une sorte de crise nerveuse, sans perte de connaissance, sans ictus, sans écume à la bouche, mais avec mictions involontaires.

Pendant cette crise, il présente des convulsions cloniques très intenses.

Il est atteint de tuberculose cavitaire.

Examen oculaire.

En 1901, on a noté de la mydriase.

L'examen du 13 septembre 1904 a donné les résultats suivants: inégalité pupillaire, la pupille gauche étant en léger myosis. Le réflexe lumineux et le réflexe consensuel furent trouvés paresseux, et le réflexe d'accommodation très diminué, ainsi que la sensibilité cornéenne. Papille normale.

Ce malade présente donc une tendance à l'Argyll Robertson. Ce symptôme tend-il à se préciser ? Deux examens ultérieurs nous permettent de répondre par l'affirmative.

Le 16 février 1905, nous avons constaté l'abolition totale du réflexe lumineux, avec conservation du réflexe d'accommodation. Fond d'œil normal

Dans une observation dernière en date du 16 mars 1905, nous notons de la mydriase considérable des deux pupilles, l'abolition du réflexe lumineux, le réflexe d'accommodation légèrement paresseux, le fond d'œil normal.

Chez ce malade, l'Argyll est donc un signe permanent.

Observation XVI.

M... Marin-Marie, né le 19 février 1834.

Entré pour la 2e fois le 19 septembre 1876.

Ce malade présente des alternatives de stupeur avec mutisme et de légère excitation, avec confusion extrême des idées.

Ses propos sont incohérents, il a des attitudes emphatiques et théâtrales. L'affaiblissement de la mémoire est extrême et les sentiments affectifs ont complètement disparu.

M... est également indifférent pour tout ce qui le concerne. Il n'existe jamais de période pendant laquelle il revienne à un état meilleur.

Examen oculaire.

La première observation pendant une période d'agitation a été négative au point de vue des troubles oculaires.

La seconde, en date du 22 octobre 1903, obtenue lorsque le malade fut redevenu calme, a donné les résultats suivants : papilles normales, réflexes intacts.

A l'ophtalmoscope, la papille est pâle, et de coloration uniforme. On ne distingue pas bien les trois couches normales, le calibre des vaisseaux est légèrement diminué.

Observation XVII.

B... Auguste, né le 8 août 1883.

Entré le 14 juin 1902.

A son entrée, ce malade présenta des symptômes de confusion mentale avec hallucinations auditives, frayeurs imaginaires, conceptions hypocondriaques, obsessions pénibles, panophobie.

Il a des hallucinations psycho-inhibitrices et de la confusion des idées. Son attention est difficile à fixer.

Il tombe bientôt dans un état de stupeur complet avec gâtisme, présente des phénomènes catatoniques, de courtes périodes d'opposition, et des troubles trophiques nombreux : cyanose des extrémités, pseudo-œdème, ulcérations trophiques des pieds.

Examen oculaire.

Le 16 octobre 1903, pendant une période de calme, l'œil nous parut normal, sauf que le réflexe d'accommodation était très diminué, quoique existant; le réflexe lumineux était normal, ainsi que le fond d'œil.

Un an après, le 14 octobre 1904, tout était modifié.

Nous avons noté en effet de l'inégalité pupillaire, la pupille droite étant en mydriase, la gauche normale.

Les réactions pupillaires qui, à l'examen précédent, étaient troublées, furent trouvées normales, ainsi que le réflexe conjonctival ; mais l'ophtalmoscope nous révéla une papille hyperémiée, à bords flous, avec des veines volumineuses.

Observation XVIII.

G... Emile, Léon, né le 24 avril 1878.

Entré le 21 avril 1901 (venant de l'asile d'Evreux).

A son entrée, ce malade était très agité; depuis, il est

sujet à des alternatives d'excitation et de dépression avec confusion.

Les propos sont décousus et incohérents, la loquacité extrême.

Il présente de la verbigération, des gestes stéréotypés et des illusions inconsistantes de fausses reconnaissances. Il est exempt de phénomènes impulsifs (insomnies fréquentes).

Parfois, son excitation subit de courtes phases d'exacerbation.

Examen oculaire.

Nous avons examiné ce malade à trois reprises.

Le 16 octobre 1903, pendant une période d'agitation, nous avons noté une diminution notable du réflexe d'accommodation, avec conservation du réflexe lumineux. A l'ophtalmoscope, la papille est uniformément rosée avec vascularisation paraissant exagérée.

Le malade étant redevenu calme, le 22 octobre, nous nous sommes livré à un second examen qui a donné les résultats suivants : réflexe lumineux normal, réflexe d'accommodation diminué, papille normale, la congestion a disparu.

Tous ces phénomènes n'existaient plus lors de notre troisième observation, faite le 13 septembre 1904, et qui nous a donné un œil normal à tous les points de vue.

Observation XIX.

G... Joseph-Henri, né le 29 décembre 1879.

Entré le 20 mai 1903.

Il fait dans son jeune âge plusieurs fièvres, parmi lesquelles la fièvre typhoïde.

Il est atteint de délire paranoïde, avec mélancolie. C'est un halluciné avec quelques idées de persécution; ses hallucinations sont surtout mystiques.

Il dit avoir vu la Sainte-Vierge en plein jour.

Depuis l'âge de 16 ou 17 ans, il a toujours eu de ces visions.

Il entendait aussi des voix qui l'appelaient par son nom à la sortie des ateliers.

Ce malade ne présente pas de stigmates d'hystérie.

Examen oculaire.

Le premier examen, en date du 9 avril 1904, nous a montré un œil normal à tous les points de vue; il n'en a pas été de même à la seconde observation, faite 4 mois après, le 13 septembre 1904.

Nous notâmes en effet une légère inégalité pupillaire, la pupille gauche étant en mydriase et la pupille droite normale.

Les réflexes à l'accommodation et à la lumière étaient normaux, mais la sensibilité cornéenne diminuée.

A l'ophtalmoscope, la papille présenta des veines un peu volumineuses et légèrement tortueuses, surtout à gauche (du côté de la pupille en mydriase).

Observation XX.

R... Aristide-François, né le 10 septembre 1881.

Entré le 9 août 1902.

La mère de ce malade a présenté des troubles mentaux, mais n'a jamais été internée.

A son entrée, il a présenté de l'agitation incohérente,

avec gestes paradoxaux, attitudes catatoniques. Il est sujet à des impulsions violentes, présente de la verbigération avec propos décousus.

Ces états d'agitation, au cours desquels il casse des carreaux, frappe les gardiens ou ses voisins, sont entrecoupés de périodes de calme, mais toutefois sans disparition des impulsions violentes.

Il n'a pas eu d'hallucinations, mais on note une légère exagération des réflexes tendineux, de la diminution du réflexe des orteils et l'abolition du réflexe du fascia lata.

Examen oculaire.

Dans un premier examen, le 16 octobre 1903, pendant une période d'agitation nous avons noté de l'inégalité pupillaire (pupille gauche en mydriase) une diminution notable du réflexe d'accommodation avec conservation du réflexe lumineux, et une légère congestion de la papille avec vascularisation exagérée.

Une seconde observation faite pendant la phase de stupeur, et datée du 22 octobre 1903, a montré que ces symptômes s'étaient exagérés.

En effet, la réaction à l'accommodation était devenue nulle, et la papille, très rose, se confondait presque avec le reste du fond d'œil ; les veines étaient notablement augmentées de volume.

Un an après, le 4 octobre 1904, tous ces résultats étaient changés, et, sauf une mydriase légère et une diminution du réflexe consensuel, avec conservation de tous les autres, l'œil fut trouvé normal.

Observation XXI.

A... Pierre, né le 18 juillet 1876.

Entré à l'asile, le 28 novembre 1902.

Grand-père maternel fou.

A la suite d'un accident, ce malade a subi l'ablation d'un testicule. Il a ensuite fait une fièvre typhoïde, deux ans avant d'entrer à l'asile. Il subit ensuite des pertes d'argent et eut des chagrins.

Au début, le malade présente de la dépression, avec mutisme, refus d'aliments, phénomènes d'opposition et attitudes catatoniques.

En juin 1904, il sort de cet état, travaille même quelque temps, puis tombe de nouveau dans la dépression et le mutisme.

Le 8 septembre 1904, il entre en agitation, chante, prend des attitudes bizarres, se couche à terre, éclate de rire ; ses propos sont très incohérents ; il n'a pas d'hallucinations.

Le 21 décembre 1904, cet état d'excitation devient extrême et le malade brise des carreaux et ne cesse de chanter et de crier toute la nuit.

A la suite de vomissements survenus en janvier 1904, l'agitation diminue, mais cette accalmie est de courte durée et, dans le même mois, il s'excite de nouveau, brise des carreaux, se jette sur le gardien pour le frapper.

On a dû en conséquence lui mettre la camisole et le faire passer aux agités.

Examen oculaire.

Nous avons examiné l'œil pendant la période de dépression et la période d'excitation.

Le premier examen, du 5 novembre 1904, nous a donné les résultats suivants :

Pupille en mydriase, abolition presque absolue du réflexe d'accommodation avec conservation du réflexe lumineux, c'est-à-dire la dissociation contraire à celle d'Argyll, — papille congestive à bords flous, se distinguant mal du fond de l'œil. Les vaisseaux paraissent peu distincts sur le fond rose vif de la papille.

Les deux autres examens, obtenus pendant la phase d'agitation, ne diffèrent pas du précédent.

Le 27 septembre 1904, nous notons en effet : Une légère mydriase, une diminution du réflexe lumineux et une papille congestive, avec vaisseaux normaux. Nous avons observé en plus de l'anesthésie de la conjonctive.

Le 29 novembre 1904, en pleine période d'agitation, nous obtenons des résultats identiques.

Mydriase notable, réflexe d'accommodation presque nul, conservation du réflexe lumineux. Même état au fond de l'œil.

Toutefois, le réflexe conjonctival est redevenu normal.

Observation XXII.

L. Ch..., né en 1875.

Entré en janvier 1901.

Fils de père et mère alcooliques.

Il présente une grande facilité à prendre des attitudes catatoniques.

Le 10 janvier 1901, on a observé chez lui une exagération marquée des réflexes cutanés patellaires; la sensibilité à la douleur était également fortement diminuée.

Le malade a perçu des sensations subjectives multiples douloureuses.

Du côté de la sphère génitale, il a ressenti des sensations anormales qui sont extériorisées par un mécanisme analogue à celui des hallucinations psycho-motrices. Il présente en outre des perversions du sens génital allant jusqu'au sadisme.

L... présente toute la gamme des hallucinations auditives. Il entend frapper autour de lui ; il présente en outre des hallucinations psycho-motrices, associées à des troubles sensoriels profonds. Il dit posséder ses enfants dans son ventre et dans ses oreilles. Il accuse certaines personnes de lui voler sa pensée.

Au moment de s'endormir, il voit se dérouler devant ses yeux des scènes lubriques (hallucinations hypnagogiques), il a aussi d'assez fréquentes illusions sensorielles.

Il présente en outre de la verbigération, il forge des néologismes; il est difficile de fixer son attention.

On ne trouve chez lui aucune obsession vraie, mais des idées obsédantes continues ou sub-continues. Ces idées ont un caractère érotique et fréquemment sadique. Les idées de persécution sont tout à fait au second plan.

Les sentiments affectifs sont abolis ou pervertis.

La désagrégation de l'état mental de L... est profonde. Son délire ne présente aucune cohésion. La conscience de sa situation est à peu près nulle; ses troubles de langage, jargonophasie, néologismes, sont des preuves de sa déchéance.

Le diagnostic est encore fortifié par des phénomènes moteurs : la catatonie, le syndrome réflexe. — Ce malade rentre évidemment dans la catégorie des démences précoces à forme paranoïde.

Examen oculaire.

En date du 15 février 1901, nous avons noté de l'inégalité pupillaire avec exagération passagère du réflexe lumineux, réflexe d'accommodation normal, et diminution très nette du réflexe conjonctival.

Les examens suivants, du 12 novembre 1903, et du 19 mars 1905, n'ont pas confirmé ces résultats.

En effet, en novembre 1904, l'œil nous a paru normal à tous les points de vue ; en mars 1905, nous avons simplement observé une légère mydriase bi-latérale, mais sans inégalité.

OBSERVATION XXIII.

M... Julien, né le 5 mai 1882.

Entré le 25 juin 1904, il est atteint de confusion mentale avec stupeur, hallucinations auditives, obsessions angoissantes, hallucinations psycho-inhibitrices entrecoupées de phénomènes psycho-moteurs.

Il présente en outre de l'automatisme, et des phobies de damnation, et entend des voix.

Cet état mental n'a subi aucune amélioration.

Examen oculaire.

L'examen de l'œil, fait à deux reprises, le 27 septembre 1904 et le 29 novembre 1904, n'a donné aucun résultat digne d'être signalé.

Observation XXIV (1).

R... Edouard, Marie, né le 14 mars 1849.

Entré le 9 juillet 1878, ce malade en est à sa troisième entrée à l'asile.

Depuis très longtemps il est p[illegible] dans la stupeur qui est ininterrompue depuis 8 ans.

Cet état dure jusqu'en 1880, sans hallucinations.

De 1880 à 1885, L... présenta des alternatives d'excitation et de dépression; jusqu'en 1896, il retomba dans un état de stupeur, entrecoupé de courts accès d'agitation.

Depuis lors, la démence est complète avec mutisme, attitudes catatoniques, mouvements stéréotypés.

La plupart du temps, le malade reste dans l'immobilité, il a perdu complètement la spontanéité.

On observe également chez lui des attitudes bizarres et paradoxales.

Les réflexes rotuliens sont exagérés. Il y a à gauche une trépidation épileptoïde ébauchée.

Ce malade présente aussi des troubles trophiques.

Il a de la cyanose des extrémités avec desquamation, sans hypothermie, ainsi qu'un léger œdème des pieds, de l'ichtyose des jambes et du dermographisme.

Il présente enfin une démarche spasmodique légère. La progression se fait sur la pointe des pieds.

Examen oculaire.

En mars 1902, l'examen oculaire a permis de constater un léger myosis des deux pupilles, avec conservation des réactions à la lumière.

(1) Résumée d'après la Thèse de Chenais.

Le 9 avril 1904, il nous fut impossible d'examiner ce malade.

Plus heureux le 16 mars 1905, nous avons pu constater de l'inégalité pupillaire, la pupille droite étant en myosis et irrégulière.

La réaction à la lumière est abolie à droite, quoique conservée à gauche.

Le réflexe d'accommodation, très difficile à observer, nous a semblé aboli pour les deux yeux.

Le réflexe conjonctival est normal. A l'ophtalmoscope, la papille a présenté des veines volumineuses.

OBSERVATION XXV (1).

Q... Célestin, André, entré à 31 ans.

Est âgé actuellement de 38 ans.

Ce malade est plongé dans la dépression mélancolique, avec de temps en temps des impulsions à frapper.

Dans ses moments d'agitation, qui existent tous les jours, il est pris de loquacité exagérée et de verbigération. Ses propos sont incohérents et décousus. Il semble sous le coup d'hallucinations qui seules viennent le secouer de son état le plus ordinaire, qui est la torpeur.

Les sentiments affectifs sont chez lui totalement abolis, son attention difficile à fixer. Il est indifférent aux bruits extérieurs.

On lui fait prendre très facilement des attitudes catatoniques. La sensibilité à la douleur existe, bien que le malade ne réagisse pas pour s'y soustraire. Les réflexes patellaires sont exagérés, le fascia lata est aboli.

(1) Thèse de CHENAIS.

Q... présente en outre une légère cyanose des extrémités, surtout des mains, sans œdème.

Nous avons observé en 1902 une éruption acnéiforme en certains points des cuisses et des jambes.

Examen oculaire.

En mars 1902, il existait une légère inégalité pupillaire, la pupille droite étant plus grande que la gauche ; les réactions à la lumière et à l'accommodation furent trouvées normales, ainsi que le réflexe conjonctival.

Dans l'examen en date du 9 avril 1904, l'œil était normal à tous les points de vue.

Notre dernier examen, fait le 16 mars 1905, diffère sensiblement des deux premiers.

Nous notons en effet une légère inégalité pupillaire, mais cette fois la pupille droite est en myosis, la pupille gauche restant normale.

Le réflexe lumineux est conservé ; le réflexe d'accommodation est très affaibli, mais existe cependant.

Enfin, à l'ophtalmoscope, nous avons constaté une légère hyperémie de la papille droite.

Observation XXVI.

H... Jean-Marie-Pierre, né le 28 septembre 1883.

Entré le 24 mars 1903.

Hérédité vésanique chargée du côté maternel.

H... présente au début de la confusion mentale avec stupeur et indifférence complète, entrecoupée d'actes de violence passagers.

Ce malade a eu parfois des crises impulsives, au cours desquelles il marche à pas accélérés, avec impossibilité absolue de s'arrêter. Il présente nettement des phénomènes catatoniques et des stéréotypies.

En janvier 1905, il était toujours dans la dépression. A cette époque il présenta du pseudo-œdème avec cyanose des orteils.

Le 6 janvier, on put voir une tache de purpura à l'extrémité de tous les orteils.

Le 17 janvier, il commença à sortir de la stupeur. En même temps le pseudo-œdème a disparu.

Actuellement son état mental est satisfaisant.

Examen oculaire.

Le seul trouble noté dans notre premier examen du 5 novembre 1904 est de la mydriase, qui du reste avait disparu le 29 nov. 1904. A cette date l'examen de l'œil n'a donné que des résultats absolument normaux.

Observation XXVII.

L... Paul-Joseph-Marie, né le 5 mars 1885.

Entré le 5 mars 1904.

Hérédité vésanique légère du côté de la mère.

Ce malade est atteint de démence précoce à forme catatonique avec gestes stéréotypés, phénomènes d'opposition, violences par intervalles.

Le mutisme subsiste jusqu'en août 1904 ; à cette époque L... commence à s'agiter ; il fait une infection par entérocoque et son état mental s'améliore considérablement.

Examen oculaire.

Le 9 avril 1904, les pupilles sont normales et réagissent bien.

A l'ophtalmoscope, la papille est rouge, avec des bords flous et des veines volumineuses.

Dans l'observation du 20 mars 1905, nous notons :

Pupille droite normale, réagissant bien à la lumière et à l'accommodation; pupille gauche irrégulière et en mydriase réagissant normalement à l'accommodation, mais présentant ce phénomène curieux de se dilater à la lumière (réflexe paradoxal).

Lorsqu'on éclaire la pupille droite, celle-ci se contracte, et la pupille gauche se dilate.

Le fond d'œil est normal.

OBSERVATION XXVIII (1).

R... Victor, né le 12 juin 1877.

Entré le 4 septembre 1901.

Les troubles mentaux apparurent chez lui à la suite d'une déception d'amour. Il resta 8 mois dans une maison de santé. Au cours de cette période, il présenta des phénomènes d'opposition avec refus d'alimentation, crises de larmes et craintes d'empoisonnement.

Il eut des visions, particulièrement des visions religieuses.

En 1901, il dit entendre des paroles prononcées à mi-voix, il a des obsessions, des images obscènes se présentent à son esprit; il a été ainsi parfois amené par une force invincible à des actes qu'il réprouve.

(1) Thèse de CHENAIS (résumée).

A cette époque, l'état mental s'améliore et la santé physique est bonne.

En octobre 1901, le malade est repris de préoccupations hypocondriaques, il a des crises d'agitation telles qu'on doit le mettre en cellule.

Cette période d'agitation est suivie d'une période de calme.

En janvier 1902, l'agitation renaît: bris de vitres, insolence, puis nouvelle période de dépression en février pendant laquelle, le malade refusant de prendre de la nourriture, on est obligé de l'alimenter avec la sonde.

Ces périodes se sont ainsi succédés depuis lors. Il présente de la verbigération et du négativisme.

On a observé chez lui par intervalles de la catatonie légère dans les attitudes provoquées et de courtes périodes d'inhibition.

Notons encore l'acné et une cyanose peu intense des mains.

Examen oculaire.

Le 5 novembre 1903, nous n'avons observé aucun trouble des réflexes ni de la pupille.

A l'ophtalmoscope, nous avons noté de la décoloration de la papille, avec artères rétrécies.

A l'image droite, on ne voit pas le battement veineux du centre de la pupille.

Le 20 mars 1905, l'observation montre l'inconstance de ces troubles. Nous notons en effet :

Pupilles égales, en mydriase légère. Réflexe lumineux normal, réflexe d'accommodation très diminué.

Papille congestive surtout à droite. Veines volumineuses.

Observation XXIX

B... Michel, né le 28 janvier 1868.
Entré le 28 janvier 1897.
Ce malade vient de l'asile de Lesvellec.
Il est atteint de Démence précoce à forme simple : initiative nulle, indifférence complète, pas d'idées délirantes.
Cet état a succédé à une psychose hallucinatoire de courte durée.

Examen oculaire.

Le 7 octobre 1903, pupilles et papilles normales.
Le 10 décembre 1903, l'examen ophtalmoscopique révèle une papille uniformément rosée, avec veines volumineuses; les pupilles sont toujours normales.
Le 28 septembre 1904, nous notons une légère inégalité pupillaire, la pupille droite en mydriase légère, et en outre un peu aplatie du côté nasal.
Les papilles sont toujours légèrement rosées, il y a de l'anesthésie conjonctivale.
Il semble bien que, dans ce cas, la marche des lésions oculaires ait été progressive.

Observation XXX

D... Joseph, né le 23 mars 1874.
Entré le 4 mai 1903.
Ce malade a déjà fait un séjour à l'asile dans un état d'agitation incohérent avec chants, vociférations, excitation perpétuelle.

Il présente de la confusion mentale extrême, avec illusions perpétuelles de fausses reconnaissances.

Il est sorti légèrement amélioré, mais est rentré peu de temps après dans le même état que précédemment.

Depuis, l'agitation diminue un peu, mais la loquacité incohérente subsiste.

De courtes périodes de calme entrecoupent cet état confusionnel.

Examen oculaire.

Le 10 décembre 1903, nous avons noté : réflexes oculaires normaux, fond d'œil normal.

Le 4 octobre 1904, le malade présentait de l'inégalité pupillaire, la pupille gauche étant en mydriase légère. Les réflexes et le fond d'œil restent normaux.

Le 20 mars 1905, le réflexe d'accommodation est diminué, le réflexe lumineux intact.

Fond d'œil normal.

Observation XXXI.

F... Auguste, né le 10 mars 1863.

Entré le 13 septembre 1890.

A présenté au début de l'agitation incohérente avec insomnie, puis il est tombé dans une période de calme avec désintégration psychique.

Confusion mentale avec stupeur entretenue par des hallucinations auditives produisant l'inhibition.

Courts raptus liés à des phénomènes psycho-moteurs.

En novembre 1903, ce malade a présenté du pseudo-œdème catatonique, avec cyanose et refroidissement.

En octobre 1904, pendant une courte période d'agitation incohérente, avec mouvements choréiformes, tremblements, violences, l'œdème disparaît et revient aussitôt que le malade rentre dans l'état de stupeur.

En janvier 1905, F... présente un œdème vrai remarquable du dos du pied. Nous notons chez lui de nombreux troubles trophiques, érythémato-bulleux, à disposition symétrique sur les pieds.

Au niveau de la région tibiale antérieure, surtout à droite, existent des troubles trophiques érythémato-squammeux.

Les réflexes tendineux sont exagérés, les orteils sont en flexion légère; la marche, légèrement spasmodique, se fait sur la pointe du pied.

Examen oculaire.

Le 16 septembre 1903, pendant une période de stupeur, l'œil est normal.

Le 22 octobre 1903, profitant d'une crise d'agitation, nous avons fait un second examen. Mêmes résultats que la première fois, ce qui semble prouver que des états divers de l'œil ne correspondent pas aux périodes d'agitation ou de dépression.

Au contraire, dans un troisième examen fait un an plus tard, le 4 octobre 1904, l'ophtalmoscope nous a éclairé un fond d'œil congestif, avec des veines volumineuses.

Papilles et réflexes normaux.

Observation XXXII.

D... Jean-Marie, né le 2 janvier 1876.

Entré le 11 mars 1901.

Ce malade a présenté au début de la confusion mentale avec stupeur, des phénomènes catatoniques.

Cet état est entrecoupé de courtes et violentes réactions, au cours desquelles il brise des carreaux, ou frappe les gardiens ou ses camarades.

En 1903, D... sort de la stupeur dans laquelle il était depuis son entrée. Il présente des impulsions motrices, des gestes stéréotypés, de la verbigération avec coprolalie, et des phénomèmes d'opposition.

Ce malade a eu en novembre 1903 une légère infiltration du dos du pied sans cyanose.

Ses réflexes tendineux sont exagérés, le fascia lata est normal. La démarche est légèrement spasmodique.

Examen oculaire.

Ce malade nous offre un type curieux de modifications de l'aspect du fond d'œil.

Le 7 novembre 1903, les réflexes sont normaux, le fond d'œil également.

Le 10 décembre 1903, l'ophtalmoscope nous montre une papille grisâtre avec veines volumineuses. Les pupilles sont toujours normales et réagissent bien.

Le 16 septembre 1904, nouveau changement du fond d'œil : les papilles sont roses, légèrement hyperémiées, avec veines volumineuses. Réflexes pupillaires normaux.

Observation XXXIII.

H... Auguste, né le 3 avril 1865.

Entré le 10 juillet 1886 pour la deuxième fois.

Démence précoce avec stupeur, mutisme, agitation incohérente, gestes stéréotypés.

Ce malade présente des alternatives de calme et de dépression d'une durée d'environ 2 mois, et des périodes d'agitation d'une quinzaine de jours, avec gestes stéréotypés. On observe également chez lui des attitudes cataleptiques.

Les réflexes tendineux sont légèrement exagérés, le fascia lata est normal.

H... présente des troubles trophiques érythémato-bulleux au niveau des orteils, et de l'alopécie de la jambe.

Sa démarche est légèrement ataxo-spasmodique. Le talon porte à terre le premier en frappant légèrement le sol.

Signe de Romberg légèrement ébauché.

Examen oculaire.

Le 22 octobre 1903, nous avons trouvé les réactions pupillaires à la lumière et à l'accommodation normales, ainsi que le fond d'œil.

Dans l'observation du 10 décembre 1903, nous avons noté à l'ophtalmoscope une papille de teinte pâle avec vaisseaux un peu volumineux.

En date du 13 septembre 1904, les réactions pupillaires sont toujours intactes ; la papille droite semble normale ; par contre, la papille gauche nous offre des veines volumineuses, avec un segment nasal grisâtre et des bords flous. La sensibilité cornéenne est abolie.

Observation XXXIV.

F... Joseph, né en 1869.

Entré le 27 juin 1900.

Hérédité vésanique.

Après une période délirante, où se mêlaient des idées de persécution et de mélancolie, ce malade est tombé dans un état de demi-stupeur entrecoupé, d'abord fréquemment, puis plus rarement, d'actes impulsifs, de mutisme et de violences.

Examen oculaire.

Nous avons observé, le 12 novembre 1903, une diminution sensible des réactions des pupilles à la lumière, la pupille se contractant très légèrement, et reprenant immédiatement sa dilatation première.

Les réactions à l'accommodation étaient un peu faibles, le fond d'œil normal.

Ce sont là peu de choses près des signes qui constituent l'Argyll. Nous avons attendu quatre mois afin de voir si les troubles observés s'accentueraient.

Dans notre examen du 16 février 1905, nous avons noté d'une façon très nette l'existence d'un signe d'Argyll réflexe d'accommodation normale, réflexe lumineux aboli.

Un mois après, le 16 mars 1905, l'Argyll existe toujours; toutefois, nous notons en plus que les pupilles sont en mydriase et que le réflexe à la convergence a lui aussi disparu de façon presque totale.

Le fond d'œil reste normal.

Observation XXXV.

G..., François, Marie, né le 3 février 1864.

Entré le 31 mai 1895.

Depuis son arrivée à l'asile, ce malade est resté dans un état de mutisme, avec attitudes catatoniques. Par moment il est pris d'accès de verbigération, causant tout seul et à voix basse, dans un langage absolument incompréhensible. Son indifférence est complète, il est incapable de se livrer à aucun travail. Il a parfois de courtes périodes d'agitation incohérente, pendant lesquelles il se livre à des violences.

On a noté des troubles trophiques consistant en pseudo-œdème avec cyanose, ulcérations profondes des orteils à tendances récidivantes, mais sans allures progressives, comme dans le mal perforant.

Sa démarche se fait à petits pas, elle est légèrement tabéto-spasmodique, les orteils ne touchant jamais à terre.

Contrairement à ce qu'on observe en général chez ces malades, les réflexes tendineux sont diminués.

G... est mort récemment de tuberculose généralisée, avec fonte purulente d'énormes ganglions inguinaux.

Examen oculaire.

Le 7 octobre 1903, nous avons trouvé les pupilles normales, réagissant bien à la lumière et à l'accommodation.

A l'ophtalmoscope, les papilles semblent légèrement décolorées.

10 décembre 1904. Les pupilles et leurs réflexes sont normaux. Nous avons observé un rétrécissement du champ visuel, surtout à gauche. Les papilles sont décolorées.

Observation XXXVI.

B..., femme L..., née le 21 mars 1872.

Entrée le 20 mai 1903.

Hérédité vésanique chargée.

La maladie a débuté par de l'incohérence du langage, de l'indifférence et une tendance à l'isolement. La tenue de la malade devint de plus en plus négligée, elle sortait de sa maison avec n'importe quel vêtement, parfois en chemise, elle restait souvent plusieurs jours sans manger, elle parlait souvent au bon Dieu et prétendait le voir.

A son entrée à l'asile, cette personne est dans un état de stupeur avec mutisme, elle présente des phénomènes d'opposition ; les sentiments affectifs sont totalement abolis.

Actuellement, elle a de la confusion mentale extrême, avec verbigération. Elle répond constamment à des voix imaginaires, avec lesquelles elle fait un véritable dialogue. Ces voix lui commandent tantôt d'obéir (suggestibilité) et tantôt de résister (négativisme).

Cette malade est donc manifestement une hallucinée du sens de l'ouïe.

Sa démarche est légèrement titubante; les troubles trophiques consistent en un pseudo-œdème des pieds avec cyanose, et taches violettes quelque peu surélevées, analogues à certaines manifestations d'érythème polymorphe. Ultérieurement elle a présenté du pseudo-œdème des deux mains, puis une éruption prurigineuse constituée d'éléments très petits, de teinte cyanotique.

Examen oculaire.

Le 15 janvier 1904, il fut impossible de se livrer à aucune constatation.

Le 7 avril 1905, nous avons noté: pupille normale, réagissant bien à la lumière et à l'accommodation.

Il est impossible d'éclairer le fond de l'œil.

Observation XXXVII.

L... G... Marie, née en 1857.

Entrée en 1889.

Présenta depuis son entrée des alternatives d'excitation et de dépression, avec impulsion, gestes stéréotypés, actes paradoxaux. Elle a des hallucinations auditives. La malade parlant bas-breton, il est impossible de comprendre ce qu'elle dit.

Examen oculaire.

26 janvier 1904, normal.

La malade étant sortie, très améliorée, nous ne possédons que cette unique observation.

Observation XXXVIII.

C..., Marie, née le 14 octobre 1856.

Entrée le 5 décembre 1877.

La malade était, au début, dans un état d'excitation maniaque : chants, danses, actes incohérents.

A cette agitation faisait suite une période de calme, survenant brusquement.

Elle est actuellement plongée dans la démence, avec confusion profonde des idées, impossibilité d'exprimer une pensée, gestes stéréotypés. Elle présente une logorrhée presque continuelle avec jargonophasie.

Examen oculaire.

Le 25 novembre 1903, nous notons un strabisme léger; les pupilles sont égales et réagissent normalement à la lumière et à l'accommodation. — Le fond de l'œil ne présente pas de lésion.

Un second examen, le 25 septembre 1904, confirme le précédent.

La troisième observation en date du 1er avril 1905 donne les résultats suivants : pupilles normales ; réflexe d'accommodation diminué, réflexe lumineux intact. — Papilles normales.

OBSERVATION XXXIX.

H... B..., femme B..., née le 21 janvier 1855.

Entrée pour la première fois le 19 juin 1895.

Sortie le 21 juillet 1896.

Entrée pour la deuxième fois le 20 février 1897.

Cette malade a présenté au début un état de stupeur avec mutisme, lié à des hallucinations psycho-motrices.

Dans la suite, cet état ne s'est pas modifié. Actuellement, elle semble constamment répondre à voix basse à des voix imaginaires. Souvent elle reste plongée dans le mutisme, répétant constamment les mêmes gestes et les mêmes attitudes. Elle a parfois des crises de verbigération avec agitation, violences, coprolalie.

Elle a des attitudes catatoniques durables.

Comme troubles trophiques, on note du pseudo-œdème sans cyanose, ni refroidissement.

Examen oculaire.

Deux observations, datées respectivement du 26 janvier 1904 et du 3 avril 1905, nous fournissent des résultats absolument identiques : pupilles normales, la droite étant légèrement irrégulière.

Les réflexes lumineux et d'accommodation sont conservés.

Il est impossible d'éclairer le fond de l'œil.

Observation XL.

D... Marie, née le 23 mars 1842.

Entrée le 8 juin 1883.

Elle était à son entrée dans un état d'agitation aiguë, avec délire général. Depuis lors, cette excitation est tombée, laisant place à un état habituel de stupeur, avec immobilité, inactivité, mutisme. Par intervalles, l'agitation reparaît et se traduit par des propos incohérents, des gestes désordonnés et stéréotypés.

La malade a un pseudo-œdème manifeste avec cyanose et léger refroidissement.

Examen oculaire.

15 janvier 1904, réflexes normaux, fond d'œil normal.

1er avril 1905, pupilles inégales et irrégulières, en myosis léger; réflexe d'accommodation normal, réflexe lumineux irrégulier.

Papilles légèrement décolorées.

Observation XLI.

R..., femme P..., née le 26 septembre 1846.

Entrée le 25 mars 1887.

Son état mental était, à cette époque, caractérisé par des idées délirantes, entretenues par des hallucinations auditives et des illusions sensorielles perpétuelles. Cet état ne s'est guère modifié depuis.

Actuellement, la malade a de la verbigération avec gestes stéréotypés. Elle a des hallucinations auditives : on l'insulte dans la cave, ce sont des voix de femmes, qui viennent d'en-dessous. Ce sont des inconnues payées par un ennemi, peut-être des francs-maçons. La malade a aussi des hallucinations de la sensibilité générale qui lui font percevoir des fils autour de sa bouche, elle fait le geste de les enlever, et prétend les sentir parfaitement dans ses doigts (1).

Les troubles trophiques consistent en pseudo-œdème avec cyanose et taches de purpura.

Examen oculaire.

Les quatre observations que nous avons faites de cette malade nous semblent particulièrement intéressantes. Elles présentent en effet une concordance qui nous prouve que l'Argyll, une fois qu'il s'est manifesté, est un symptôme tenace.

Dans notre premier examen, daté du 26 janvier 1904, nous avons fait les constatations suivantes :

Les pupilles sont inégales, en myosis ; ce myosis est plus

(1) Ces illusions sensorielles sont à rapprocher de celles qu'on observe dans l'intoxication par la cocaïne.

accentué à droite, et en outre de ce côté la pupille est irrégulière.

Le réflexe d'accommodation est normal, le réflexe lumineux aboli.

Par conséquent, l'Argyll est très net.

A l'ophtalmoscope, les papilles semblent légèrement décolorées.

La seconde observation a été prise le 15 octobre 1904. Nous y notons encore l'inégalité et l'irrégularité pupillaires, la persistance du réflexe d'accommodation avec perte totale du réflexe lumineux.

Les papilles sont décolorées.

Le 16 février 1905, même constatation : myosis très prononcé, inégalité pupillaire, signe d'Argyll.

Le quatrième examen est daté du 3 avril 1905 ; le myosis est intense, plus prononcé à droite, où il s'accompagne d'irrégularité pupillaire.

Signe d'Argyll : réflexe d'accommodation normal, réflexe lumineux aboli.

Il est impossible d'éclairer le fond d'œil à cause du myosis.

Observation XLII.

B... Julie, âgée de 30 ans, est entrée à 26 ans, avec de l'aliénation mentale, de la faiblesse intellectuelle, des craintes imaginaires, entretenues par des hallucinations de l'ouïe.

Actuellement, elle est plongée dans le mutisme le plus complet ; les sentiments affectifs sont totalement abolis.

Elle a presque perpétuellement des hallucinations, entend des voix, et s'entretient avec des êtres imaginaires.

Cette malade a du négativisme, des attitudes paradoxales.

Elle ne parle que sous l'influence de ses hallucinations, et présente alors de la verbigération.

Les phénomènes catatoniques existent très nettement marqués, et s'accompagnent d'hypertonus musculaire.

La sensibilité est en général conservée; les réflexes rotuliens sont exagérés, le fascia lata est aboli.

Léger refroidissement des extrémités.

Examen oculaire.

15 novembre 1904 : pupilles égales, réagissant bien à la lumière et à l'accommodation. — Fond d'œil normal.

Les troubles oculaires ne font leur apparition qu'à la seconde observation, le 3 avril 1905.

Nous notons en effet de la mydriase bi-latérale, l'abolition du réflexe d'accommodation avec conservation du réflexe lumineux, ce qui constitue la dissociation contraire à l'Argyll.

A l'ophtalmoscope, le fond d'œil est rosé, avec veines apparentes.

Observation XLIII.

G... Victoire, née le 8 avril 1872.

Entrée le 8 avril 1902 (venant de Maison-Blanche).

Cette malade reste fréquemment dans le mutisme, mais prend des attitudes paradoxales parfois curieuses, s'élevant sur la pointe des pieds, ou fléchissant son corps latéralement. Parfois elle a des crises de verbigération, répétant pendant une heure les mêmes mots.

Elle a aussi des crises d'érotisme, qui la poussent à s'offrir à toutes les personnes qu'elle voit. Lors d'une visite du procureur de la République, elle se précipita au cou d'un des magistrats qui l'accompagnaient et l'embrassa sur la bouche sans expliquer cet acte insolite.

Parfois elle s'agite, courant désordonnément autour de la cour. Il est extrêmement difficile de savoir si elle est hallucinée, actuellement, car elle se refuse absolument à répondre aux questions qui lui sont posées.

Les attitudes catatoniques sont manifestes.

Abolition des sentiments affectifs.

Examen oculaire.

Le 9 octobre 1903, pupilles égales réagissant normalement à la lumière et à l'accommodation. — Papilles légèrement congestives avec veines volumineuses.

Le 10 octobre 1904, mêmes résultats. — Nous notons en plus une diminution sensible des réflexes conjonctival et cornéen.

Observation XLIV.

G..., femme T..., née le 17 septembre 1858.

Entrée le 23 mai 1874.

Elle présentait à cette époque un état mental caractérisé par des accès d'excitation maniaque avec agitation, propos incohérents, mouvements désordonnés, chants et hurlements nocturnes.

En 1879, elle est tombée dans la stupeur avec mutisme, sitiophobie, gestes stéréotypés, indifférence complète.

Depuis lors, elle passe constamment par des alternatives

d'excitation et de dépression, sans qu'aucune amélioration survienne jamais à son état.

Elle reste la plupart du temps dans un état de confusion mentale extrême, avec perte complète de l'initiative et de l'activité.

Elle a du pseudo-œdème avec cyanose très marquée.

Examen oculaire.

Le 17 septembre 1903, les pupilles étaient normales, les réflexes conservés. Quelques opacités cristalliniennes rendaient incertain l'examen de la papille.

Deux autres observations, faites le 30 juin et le 25 septembre 1904, ont donné les mêmes résultats négatifs au point de vue des troubles oculaires, si l'on excepte l'opacité cristallinienne.

Observation XLV.

B... Reine, née en 1860.

Entrée le 27 octobre 1885.

A son entrée, cette malade a présenté de l'incohérence des idées avec hallucinations de la vue et de l'ouïe et accès d'agitation.

Elle est maintenant dans un état mental caractérisé par un affaiblissement extrême de l'intelligence, une indifférence absolue pour tout ce qui la touche. Les sentiments affectifs sont totalement abolis. Le langage est presque monosyllabique et absolument incompréhensible.

Le plus souvent la malade est plongée dans le mutisme, elle présente des phénomènes paradoxaux et des attitudes catatoniques.

Notons un pseudo-œdème très net avec cyanose péri-unguéale.

Examen oculaire.

Cet examen a permis, le 2 novembre 1904, de faire les constatations suivantes :

Les pupilles sont normales et leurs réflexes conservés. — Les papilles sont congestives avec veines très apparentes.

Le 17 mars 1904, nous notons quelques opacités cristalliniennes des deux côtés. Il nous est impossible de voir le fond d'œil.

Le 3 avril 1905, les pupilles sont inégales, la gauche étant en myosis. La dissociation contraire à celle d'Argyll existe : en effet, le réflexe d'accommodation est aboli et le réflexe lumineux intact.

Le fond d'œil est légèrement congestif.

OBSERVATION XLVI.

D... Philomène, née le 12 mai 1884.

Entrée le 8 mai 1904.

A deux sœurs prostituées.

Pendant les mois qui ont précédé son internement, cette malade a présenté de nombreuses hallucinations visuelles. A son entrée, on a noté des réactions paradoxales, des explosions de rire non motivées, une hébétude presque continuelle et une incapacité absolue à se diriger. Depuis elle est plongée dans un état de stupeur, avec attitudes catatoniques, sitiophobie par intervalles, indifférence complète. Elle a des hallucinations auditives, entend des voix, sans comprendre ce qu'elles lui disent, mais qui l'empêchent de penser. Par intervalles, la malade a des crises d'agitation avec anxiété extrême, hurlements presque continuels, sous l'influence d'hallucinations terrifiantes qui lui font croire tantôt qu'on veut l'assassiner, tantôt qu'elle est en train de manger ses frères et d'étouffer ses sœurs.

Examen oculaire.

Le 2 novembre 1904, pupilles, réflexes et fond d'œil normaux.

Le 3 avril 1905, pupilles égales réagissant normalement à la lumière et à l'accommodation.

A l'ophtalmoscope, les papilles sont nettement congestives, avec veines volumineuses.

Observation XLVII.

C..., femme D..., née le 8 janvier 1868.

Entrée le 17 février 1902.

Les troubles mentaux débutèrent à l'église. Elle prétendit être une sainte et enceinte du pape.

Elle a vu la Sainte-Vierge lui apparaître, ainsi que le diable et le Bon Dieu ; elle est sortie en chemise dans la rue craignant d'être tuée dans sa maison.

La confusion de ses idées est extrême, elle a perdu la notion du temps ; elle ne présente pas de phénomènes catatoniques, mais on note des hallucinations de tous les sens.

Le 15 mars 1902, la stupeur est complète ; la malade a fait une légère tentative de travail ; mais l'initiative est nulle, et on est obligé de lui indiquer ce qu'elle doit faire.

Le 28 avril, on constate qu'elle sort par instant de son état de demi-stupeur pour se livrer à des violences.

En 1903, même état de confusion avec mutisme, phénomènes d'opposition, entrecoupés de violences sans raison et d'accès de verbigération.

L'état mental reste le même depuis lors.

Examen oculaire.

En 1902, on note de l'inégalité pupillaire, la pupille gauche étant en mydriase.

Le 15 novembre 1904, les pupilles sont normales, réagissent bien à la lumière ; le réflexe d'accommodation est légèrement diminué. Le fond d'œil est normal.

Le 9 janvier 1905, le réflexe lumineux est normal, le réflexe d'accommodation très diminué.

A l'ophtalmoscope, les papilles sont décolorées; les veines seules sont apparentes.

Le 3 avril nous notons : pupilles normales, réflexe d'accommodation aboli, réflexe lumineux normal. Les papilles sont décolorées, surtout dans le segment nasal.

Observation XLVIII.

M... Victorine, née le 7 août 1877.

Entrée le 16 mai 1902.

Hérédité vésanique paternelle.

Dès sa jeunesse, cette malade avait un caractère triste et sombre. A l'âge de 20 ans, on a remarqué chez elle des bizarreries de caractère : elle s'amusait comme une enfant, elle avait des fantaisies sur la nourriture, elle aimait à faire elle-même sa cuisine. Ensuite, elle fut atteinte de crises nerveuses, durant lesquelles elle était agitée de frissons qui la secouaient tout entière. A la moindre contrariété, elle se mettait en colère. Elle était plus aimable avec les étrangers qu'avec les personnes de sa famille.

A son entrée à l'asile, elle était atteinte de délire diffus, sans cohésion des phénomènes psychiques, avec alternatives de tristesse et de joie, conceptions mystiques et tenaces, attitudes paradoxales, manifestations convulsives à l'occasion de contrariétés, irritabilité morbide.

Par la suite, cet état mental fit place à de la dépression mélancolique, avec recherche de la solitude, réclamations puériles, inaptitude au travail.

Elle a des mouvements stéréotypés consistant, par exemple, à courir, traversant très vite les jardins, puis à s'arrêter en tournant plusieurs fois sur elle-même et en sautant sur un pied.

Cette malade a de la suggestibilité; elle prend facilement des attitudes catatoniques. Les sentiments de famille sont totalement abolis.

La sensibilité à la chaleur est retardée, de plus elle est pervertie, car la malade réagit exactement de la même façon au contact d'un corps froid, et dit qu'il est chaud.

Les réflexes patellaires sont très exagérés, le réflexe de Babinski en flexion, le fascia lata est exagéré.

On a noté du dermographisme.

Examen oculaire.

Le 29 octobre 1903, nous ne notons aucun trouble pupillaire. — Les papilles sont uniformément pâles.

Le 1er avril 1905, l'œil est normal à tous les points de vue.

Observation XLIX.

B... Marie, née le 10 janvier 1841.

Entrée le 30 janvier 1861.

Les notes sommaires que nous possédons sur cette malade depuis son entrée jusqu'en 1896 la montrent comme atteinte d'alternatives de périodes d'excitations incohérentes et de périodes de stupeur.

Depuis des années, elle est dans le mutisme le plus absolu : il est facile de provoquer chez elle des attitudes catatoniques.

Les troubles trophiques consistent en pseudo-œdème catatonique avec cyanose et refroidissement des deux pieds. L'infiltration du dos du pied, non douloureuse, ne prend pas l'empreinte : l'empâtement est très tendu, dur et nettement élastique. Sur la face dorsale de la main gauche ont existé des taches de purpura assez étendues et des ecchymoses spontanées. Ces taches de purpura font place à des cicatrices parfaitement lisses et d'un blanc éclatant. A mesure qu'elles disparaissent d'un endroit, elles reparaissent à un autre et évoluent de la même façon.

Examen oculaire.

Le 2 novembre et le 28 octobre 1904, nous n avons observé aucun trouble de la pupille ni du fond d'œil.

Le 9 avril 1904, les réflexes pupillaires furent trouvés normaux. Impossible d'éclairer le fond de l'œil.

Observation L.

G... Victoire, née le 2 avril 1871.

Entrée le 2 janvier 1904.

Ses troubles mentaux ont débuté à 23 ans par du mysticisme ; la malade se mettait à genoux à chaque instant, faisait des signes de croix et murmurait des prières. Elle était sujette à des crises de rires ou de pleurs sans motif. Elle parlait très souvent à la Sainte-Vierge, mais on ne peut préciser si elle était en proie à des hallucinations de l'ouïe ou de la vue. Elle a fait fréquemment des fugues nocturnes, s'échappant parfois à plusieurs lieues de chez elle, la nuit. Des impulsions violentes l'ont poussée à différentes reprises à frapper sa mère, pour laquelle elle avait pourtant beaucoup d'affection. Quand on l'interrogeait sur la raison de ses actes violents, elle ne répondait pas.

En proie à d'invincibles raptus, elle sautait hors de son lit, puis restait immobile quelque temps dans un état de demi-extase, les mains jointes, le visage en contemplation. Elle recherchait la solitude, et parlait très peu ; elle refusait de manger devant sa famille; elle ne se nourrissait que lorsqu'elle était seule.

A ce moment elle entra à l'asile, où l'on nota un état de confusion extrême. Elle en sortit au bout de 6 mois, et sembla guérie pendant 5 ans. Il y a environ un an, les troubles reparurent, suivant la même marche, et nécessitèrent un nouvel internement.

A partir de janvier 1904, elle est dans un état de stupeur avec mutisme. Elle cherche constamment à se déshabiller, se prosterne à terre et reste immobile jusqu'à ce qu'on la relève, ce sont là des attitudes stéréotypées. Elle a parfois des accès de verbigération, au cours desquels elle parle une langue incompréhensible. D'autres fois elle refuse de parler, elle pousse des cris inarticulés. Elle dort très peu et a de la sitiophobie. Cet état est entrecoupé de raptus violents ; elle a des attitudes catatoniques très marquées.

La malade présente des hallucinations psycho-inhibitrices : elle entend des voix qui s'opposent à ce qu'elle agisse. Elle a de l'écho de la pensée, et sa volonté, au lieu de se manifester par un acte, s'inhibe à mesure qu'elle croit.

Les troubles trophiques observés chez la femme G... sont nombreux.

Le 19 mai 1904, on a noté au niveau de la face dorsale des deux pieds une abondante desquamation se faisant par larges plaques, comparable à celle de la scarlatine. Il existe au niveau de la face dorsale du 3e et du 5e orteils gauches deux petites taches de purpura.

Le 13 novembre 1904, la malade présente un érythème pellagroïde à la partie postérieure du cou.

Le 22 novembre, au-dessus de la région où a été faite une ligature pour ponction de la veine, apparaît un érythème qui s'étend jusqu'au niveau du précédent et s'accompagne d'un certain degré d'infiltration.

Le 24 novembre, cet érythème disparaît par une desquamation à larges plaques.

Le 7 février 1905, on constate un pseudo-œdème typique de la face dorsale des deux pieds.

A la suite d'un régime lacté absolu, les troubles trophiques se sont améliorés en même temps que l'état mental, et la malade a quitté l'asile apparemment très améliorée en mars 1905.

Il est à noter que rien dans son état mental ne permettait de la différencier des malades considérées comme incurables.

Examen oculaire.

9 avril 1904 : normal.

22 septembre 1904 : examen impossible. Cette malade étant sortie, nous n'avons pu faire de nouvelles observations.

Observation LI.

B... Marie, née le 17 avril 1853.

Entrée le 20 septembre 1889.

Etait à cette époque en état de dépression mélancolique avec troubles de la sensibilité périphérique.

Elle a été antérieurement traitée dans deux maisons de santé.

Depuis son arrivée à l'asile, elle est restée dans un état de stupeur absolue avec mutisme, gâtisme par intervalles, attitudes catatoniques extrêmement marquées.

Cet état est entrecoupé de courtes périodes, pendant lesquelles elle frappe brusquement et sans motif les personnes qui l'entourent.

La malade présente du pseudo-œdème, s'étendant à la partie inférieure de la jambe, avec cyanose, sans refroidissement.

Elle est sujette à des crises d'érythromélalgie, — elle a eu en outre des taches de purpura et de l'onyxis des gros orteils.

Examen oculaire.

15 octobre 1904, réflexes normaux, fond d'œil normal.

3 avril 1905, les pupilles sont en myosis ; à gauche on distingue une taie de la cornée. Le réflexe d'accommodation est diminué, ainsi que le réflexe lumineux.

Le fond d'œil est normal.

Observation LII.

G..., femme B., née le 27 décembre 1874.

Entrée le 22 octobre 1904, venant de l'Asile de Châlons.

Elle est dans un état de confusion extrême, tient des propos incohérents, prétend que Mlle Couësdon a prévu l'Antéchrist, qu'elle a été désirée par un grand nombre de médecins, qu'elle a plus de sang que d'eau, etc.

Elle a des conceptions mégalo-maniaques puériles, soutient qu'elle connaît toutes les sciences, commence des phrases et ne les achève pas, s'arrêtant pour répondre à une hallucination auditive. Présente une sialorrhée abondante, qui fut guérie par l'administration d'adrénaline.

Elle a des troubles de la sensibilité générale, une sensation subjective de chaleur qui la fait se découvrir en plein hiver et des illusions perpétuelles de fausses reconnaissances.

Cet état d'excitation, lié à des hallucinations auditives continuelles, alterne avec un état de stupeur profond, pendant lequel la malade se couche à terre, devient complètement gâteuse, et présente des phénomènes catatoniques extrêmement marqués.

En dehors de la sialorrhée signalée plus haut, on a noté d'autres troubles vasomoteurs, et notamment du pseudo-œdème avec cyanose, sans refroidissement.

Examen oculaire.

L'observation du 25 septembre 1904 nous donne les constatations suivantes : pupilles en mydriase. — Réflexe lumineux normal, abolition du réflexe d'accommodation, réflexe consensuel conservé. La sensibilité conjonctivale est très diminuée ; le fond d'œil est normal. Notre malade présente donc la dissociation contraire à celle décrite par A. Argyll, l'examen suivant le 16 février 1905, nous avons trouvé tous les réflexes normaux. Par contre, à l'ophtalmoscope, la pupille était congestive.

Il est regrettable que nous n'ayons pu, vu le départ de la malade, continuer nos observations.

Observation LIII.

C... Marie-Joséphine, née le 8 octobre 1875.

Entrée une 1re fois le 6 août 1898.

Hérédité vésanique paternelle. La malade présente un état de confusion mentale lié à de perpétuelles hallucinations auditives verbales et psycho-motrices.

Elle parle continuellement, mais ses propos n'ont aucune suite; ses discours incohérents roulent de préférence sur des sujets religieux.

Elle sort en 1899, dans le même état mental, et rentre le 10 juin 1903 sans que cet état se soit modifié; elle continue les mêmes divagations, se livre à des actes paradoxaux, comme celui de s'agenouiller devant une personne quelconque.

Elle présente de l'infantilisme de l'intonation et de perpétuelles illusions de fausses reconnaissances.

On a noté chez elle du pseudo-œdème.

Examen oculaire.

Le 15 novembre 1904, nous notons : Pupilles égales, réflexe lumineux presque aboli; réaction à l'accommodation normale (peut-être très légèrement diminuée), fond d'œil normal. — A cet examen, il semble qu'il y ait un signe d'Argyll, sinon manifeste, du moins ébauché.

Notre seconde observation a confirmé nos prévisions, et

cette fois le réflexe lumineux est complètement aboli, et le réflexe d'accommodation normal. — Le fond d'œil reste normal.

Le 1er avril 1905, l'observation nous montre la persistance de l'Argyll, nous notons en effet l'abolition du réflexe lumineux, avec conservation presque intégrale du réflexe d'accommodation. — Fond d'œil normal.

Observation LIV

G..., femme M..., née le 3 octobre 1878.

Entrée à l'asile le 17 juin 1904, venant de la prison, où elle subissait une peine de 5 années d'emprisonnement à la suite d'un incendie volontaire commis le 25 octobre 1900.

Elle avait été admise à l'infirmerie de la maison centrale pour une éruption acnéiforme généralisée, en avril 1904.

Elle présente dès lors des troubles mentaux qui nécessitent son envoi à l'asile d'aliénés.

Depuis son entrée, elle reste dans un état de confusion extrême, alimenté par des hallucinations psycho-motrices et psycho-inhibitrices. Elle ne se livre à aucun travail, est sujette à des accès de verbigération, et accepte les attitudes catatoniques.

En dehors de l'acné qui subsiste, elle présente manifestement du pseudo-œdème.

Examen oculaire.

Le 15 novembre 1904, les pupilles étaient en mydriase. Les réflexes lumineux et d'accommodation furent trouvés diminués. Le fond d'œil apparut normal.

Un second examen, en date du 1er avril 1905, a confirmé le premier en tous points.

Observation LV.

J... Marie-Consoline, née le 24 novembre 1869

Entrée le 30 janvier 1900.

A fait un séjour antérieur à l'asile de Bégard.

Présente, à son arrivée, un délire incohérent, où l'on note des idées confuses de persécution avec hallucinations auditives, interprétations délirantes.

En 1900, il semble y avoir une rémission passagère; mais en 1901, survient une recrudescence des phénomènes hallucinatoires, qui s'étendent à tous les sens.

Depuis cette époque, la malade est constamment inactive, sujette à des paroxysmes hallucinatoires, pendant lesquels elle s'agite violemment; elle a fréquemment de la dépravation génitale.

Cependant elle n'est jamais tombée dans la stupeur absolue.

On a noté chez elle du pseudo-œdème.

Examen oculaire.

Le 15 janvier 1904: pupilles normales, réagissant bien à la lumière et à l'accommodation. Papille décolorée principalement dans le segment temporal, vaisseaux volumineux.

Le 1er mars 1905 : pupilles normales, réagissant bien à l'accommodation, mais le réflexe lumineux est très diminué.

La papille est congestive surtout à droite (il sera plus tard intéressant de voir si l'Argyll qui semble se manifester a évolué).

Observation LVI.

M... Anne-Marie, née le 24 février 1871.

Entrée le 27 septembre 1901.

Se trouve, en entrant, dans un état d'excitation violente, se proposant de tuer, pour réparer le dommage causé à Notre Seigneur par l'incendie de la communauté de Montfort.

Elle a compris que cette calamité était arrivée par le son de cloches qu'elle a entendues.

Elle ne perçoit pas de voix articulées, mais sent très bien que l'on sait ce qu'elle pense, sans qu'elle le dise.

Elle a horreur du feu et il lui arrive de briser des objets pour éviter le grand malheur qui pourrait résulter d'un incendie.

Elle est donc manifestement en proie à des hallucinations auditives psycho-motrices.

Dans le courant du mois d'octobre 1901, il survient une légère rémission, mais bientôt la malade tombe dans un état de dépression avec sitiophobie.

Il faut l'habiller, son activité est nulle, son indifférence absolue.

Depuis lors, elle est tombée dans un état de stupeur complète; de maigre et cachectique qu'elle était, elle est devenue obèse.

Jamais elle n'articule une parole; parfois elle présente des phénomènes d'opposition, et son négativisme est entrecoupé de courtes périodes pendant lesquelles elle est prise d'un rire inextinguible, qui dure plusieurs minutes.

Le 27 janvier 1905, elle est sortie de son mutisme, pour dire qu'une force supérieure à sa volonté, et parfois une voix, l'obligent à rester dans le mutisme, ou à éclater de rire.

Par ailleurs, elle présente un volumineux pseudo-œdème, et de l'hypertrichose mentonnière.

Examen oculaire.

Le premier examen le 8 novembre 1903 nous a permis de constater que les pupilles étant normales et le réflexe d'accommodation intact, la réaction à la lumière était fortement diminuée.

Ce sont là, à peu près, les caractéristiques du signe d'Argyll Robertson.

Les observations suivantes nous sont une nouvelle preuve de la constance de ce symptôme.

Le 26 janvier 1904, nous notons en effet l'abolition complète du réflexe lumineux avec conservation du réflexe d'accommodation.

A l'ophtalmoscope, la papille est légèrement congestive.

La troisième observation, en date du 16 février 1905, nous a donné des résultats identiques à la précédente.

Observation LVII

B..., femme B..., née le 22 août 1874.

Entrée le 25 janvier 1895. La malade était à cette époque dans un état d'excitation maniaque avec incohérence dans les idées, les propos, violences contre les personnes, refus d'aliments, attaques hystériformes même.

Elle passe ensuite par des alternatives d'excitation et de dépression, avec fugues, cherchant à s'échapper des salles sans but précis.

Depuis lors, elle tombe dans un état de demi-stupeur,

avec actes stéréotypés ; on la voit par exemple pendant des heures accroupie dans la cour, ramassant un, puis deux cailloux, les faisant sauter dans sa main, et les rejetant à terre.

A d'autres moments, en proie à des hallucinations auditives intenses, elle arrive au paroxysme de la fureur, articulant des propos incohérents.

Elle présente actuellement un état ichtyosique de la peau tout à fait spécial, l'épiderme de la région dorsale des bras étant transformé en un revêtement pachydermique rugueux et complètement exempt d'élasticité.

Pendant les périodes de demi-stupeur, elle offre des attitudes catatoniques.

Examen oculaire.

Le 2 novembre 1904, les pupilles et leurs réflexes sont normaux ; la papille est aussi normale.

Le second examen fait le 1er avril 1905 confirme le précédent, en ce qui a trait aux pupilles et à leurs réflexes. Les papilles sont légèrement décolorées dans le segment temporal.

Observation LVIII.

G..., femme R..., née le 3 juillet 1866.

Entrée la première fois en 1897.

Hérédité vésanique maternelle. Est dans un état de demi-stupeur avec panophobie et phénomènes d'opposition extrêmement marqués. Elle sort guérie, mais rentre le 20 juin 1901 dans un état semblable de confusion mentale avec stupeur, phénomènes catatoniques, gâtisme et insomnies, raptus brusque.

L'inhibition psychique a été spécialement remarquée : une phrase est commencée assez vite, puis l'intonation devient traînante, et les mots sont séparés les uns des autres, et finalement la phrase reste inachevée. De même pour l'écriture, la malade commence bien, puis efface successivement les mots à mesure qu'elle les écrit, et finalement la lettre reste inachevée.

Les mouvements des membres présentent des troubles du même ordre. Elle arrive d'abord à exécuter quelques mouvements simples qu'on lui prescrit, puis se replonge dans son immobilité, incapable d'en faire davantage, et gardant souvent une attitude très incommode, comme celle, par exemple, d'avoir, étant assise, les deux jambes fléchies, les pieds ne portant pas à terre.

Son inaptitude à se mouvoir est telle qu'elle fait sous elle, incapable qu'elle est d'aller jusqu'aux cabinets.

Il existe en somme une inhibition progressive des phénomènes moteurs, survenant à l'occasion de chaque tentative de mouvement.

Les réflexes patellaires sont exagérés, et le réflexe de Babinski et le fascia lata sont nuls.

Examen oculaire.

A l'observation du 2 novembre 1904, nous notons de la mydriase, l'abolition du réflexe d'accommodation avec conservation du réflexe lumineux, ce qui constitue, la dissociation contraire à celle observée par Argyll Robertson. — Fond d'œil normal.

L'examen du 1er avril 1905 est la confirmation exacte du premier.

Observation LIX.

L... Julie, née le 26 octobre 1876.

Entrée le 17 septembre 1904 pour la première fois. —

Est dans un état de confusion intellectuelle avec puérilisme, voix enfantine, conceptions mégalomaniaques absurdes : elle est la plus belle, la plus riche... on ne doit rien lui refuser, — et parfois entre dans des colères violentes, sans que rien puisse expliquer cette modification de caractère.

Cette malade, qui jadis était très maigre, est devenue obèse ; elle présente du pseudo-œdème avec cyanose et infiltration pseudo-phlébitique douloureuse de la jambe.

Examen oculaire.

Le 29 octobre 1904, les pupilles furent trouvées normales, les réflexes intacts, le fond d'œil normal.

Bien au contraire, le 1er avril 1905, nous avons noté une légère mydriase bi-latérale. Le réflexe d'accommodation est intact. — Le réflexe lumineux, faible à droite, présente à gauche très nettement la réaction paradoxale. — Le fond d'œil est normal.

Observation LX.

L... Clotilde, née le 29 octobre 1884.

Entrée le 23 janvier 1902.

Grand'mère paternelle aliénée.

A la suite d'une indisposition physique, la malade reste couchée, mais sans raison ; en l'absence de ses parents, quitte son lit et revient sans avoir expliqué cette fugue.

Une nuit, à 3 heures du matin, elle se précipite sur sa mère, un couteau à la main, et cherche à la tuer.

A son entrée à l'asile, on note de l'automatisme psychique avec phénomènes paradoxaux, rires et gestes bizarres, anesthésie complète des avant-bras, au contact et à la douleur.

Depuis, cette malade reste généralement dans le mutisme, mais sans stupeur, et n'en sort que pour entrer dans des crises de fureur violente, pendant lesquelles elle est d'une grossièreté, d'une violence inouïes, cherchant à mordre et à lacérer les personnes qui sont autour d'elle.

A aucun moment, elle ne tombe sans connaissance, ne présente pas de phénomènes convulsifs réels et, dans l'intervalle de ses périodes d'excitation, n'est jamais dans un état mental normal, étant complètement isolée du monde extérieur.

Examen oculaire.

Le 9 avril 1904 et le 3 avril 1905, l'œil fut trouvé normal à tous les points de vue.

Observation LXI.

L... Modeste, née le 4 septembre 1864.

Entrée le 25 décembre 1888.

Elle a eu deux oncles aliénés, et présente un état confusionnel avec hallucinations auditives et visuelles, impulsions au suicide et à l'homicide.

De 1889 à 1901, elle a eu des alternatives d'excitation et de calme, mais ses propos sont rigoureusement incohérents, c'est une enfilade de mots sans suite.

Elle offre des attitudes catatoniques et du pseudo-œdème des deux pieds.

Examen oculaire.

Nos deux observations, faites la première le 2 novembre

1904, la seconde le 8 avril 1905, sont concordantes, et toutes deux négatives au point de vue des troubles oculaires.

Les deux yeux sont normaux.

Observation LXII.

D... Reine, née le 9 novembre 1874.

Entrée le 10 juillet 1896.

Etait à cette époque dans un état de torpeur intellectuelle accompagnée d'idées vagues de persécution, d'hallucinations auditives verbales.

Depuis, la malade est tombée dans un état de demi-stupeur entrecoupé d'accès d'agitation parfois considérables.

Le 7 juin 1904, elle fait une fièvre typhoïde, à bacille d'Eberth, à la suite de laquelle l'état mental s'améliore, l'initiative reprend, le goût du travail revient, et finalement la malade quitte l'asile, guérie, au début de 1905.

Examen oculaire.

Le 15 novembre 1904, nous avons trouvé les pupilles normales, réagissant bien à l'accommodation; mais le réflexe lumineux était très faible.

Le réflexe conjonctival était diminué.

Fond d'œil normal.

L'Argyll, qui n'est qu'ébauché au premier examen, se confirme définitivement au second.

En effet, le 16 février 1905, nous avons observé l'abolition totale du réflexe lumineux, avec conservation du réflexe d'accommodation.

La malade étant partie très améliorée, nous n'avons pu continuer nos observations.

Observation LXIII.

B... Cécile, née le 25 décembre 1874.

Entrée le 29 novembre 1901.

A un premier examen, elle paraît atteinte d'épilepsie vertigineuse avec confusion mentale consécutive.

Mais depuis son entrée, elle n'a présenté aucune manifestation du mal comitial. Elle est absolument indifférente à tout ce qui se passe autour d'elle, perdue dans l'audition d'hallucinations auditives.

Elle présente des phénomènes catatoniques qui alternent avec des phénomènes d'opposition. Elle a parfois, sans raison, des périodes d'excitation violente, pendant lesquelles elle cherche à frapper et à mordre.

Examen oculaire.

Le 15 novembre 1904, nous avons trouvé les pupilles et leurs réflexes normaux. Impossible d'éclairer le fond de l'œil.

Un second examen, en date du 3 avril 1905, nous permet de constater une mydriase bi-latérale, une légère diminution du réflexe d'accommodation, avec conservation des réflexes lumineux.

Autant que le permet un éclairage difficile du fond de l'œil, il semble exister une légère hyperémie papillaire.

Observation LXIV.

B... Anne-Marie, née le 3 février 1877.

Entrée le 19 octobre 1904.

Présentait à cette époque de la dépression mélancolique avec hallucinations auditives et confusion des idées.

Depuis, elle a eu des périodes d'excitation très violentes avec négativisme et phobies de toutes sortes, explosions de rires et de pleurs non motivées.

Elle présente des hallucinations auditives psycho-motrices et psycho-inhibitrices : elle entend des voix qui l'empêchent de parler.

Elle est quelquefois amenée à rester dans le mutisme à cause de la sensation subjective de la suppression de tous les phénomènes essentiels à la vie. Elle a l'impression qu'elle n'a plus de pensée, ni de parole.

Pseudo-œdème peu étendu, siégeant principalement du côté gauche.

Les réflexes rotuliens sont exagérés.

Examen oculaire.

En janvier 1904, on a noté de l'anesthésie conjonctivale et du rétrécissement du champ visuel.

Le 15 novembre 1904, l'examen nous a donné les résultats suivants :

Papilles égales, réagissant normalement, fond d'œil normal.

La malade étant sortie, nous n'avons pu faire que ces deux observations.

Observation LXV.

H... Gabrielle, née le 2 mai 1885.

Entrée le 9 novembre 1902.

Cette malade a présenté au début un état mental caractérisé par des idées délirantes, une diminution sensible des sentiments affectifs, de l'indifférence complète pour tout ce qui se passe autour d'elle.

Actuellement elle a du mutisme par faiblesse de l'idéation.

Pendant ses périodes d'excitation, elle présente de la verbigération, une incohérence complète des idées, des explosions de rires et de pleurs non motivées, du négativisme.

Elle a du pseudo-œdème catatonique, avec cyanose légère.

Examen oculaire.

7 octobre 1903.— Pupilles et réflexes normaux. Papilles normales.

5 novembre 1903. — Les pupilles sont en mydriase notable, les réflexes intacts, fond d'œil normal.

25 septembre 1904. — Cet examen confirme les deux précédents.

Observation LXVI.

D..., Françoise, née le 16 mars 1858.

Entrée le 27 février 1892.

Cette malade est atteinte de démence précoce paranoïde arrivée rapidement à la phase ultime avec attitudes catatoniques et paradoxales, gestes stéréotypés et hallucinations auditives presque perpétuelles.

Elle présente un pseudo-œdème typique, plus marqué à gauche qu'à droite, avec cyanose légère au niveau des doigts et nombreuses petites taches de purpura à la face plantaire de tous les orteils.

Le 6 septembre 1904, à la face antérieure du corps et

suivant une ligne partant d'une aisselle pour aller à l'aisselle opposée en passant sous les seins, est apparue une large bande pigmentée, dont la surface se ponctua de petites vésicules.

Examen oculaire.

Cet examen est intéressant en ce qu'il nous a permis de constater une fois de plus un signe d'Argyll. Nous l'avons noté la première fois le 9 avril 1904. A cette date, les pupilles étaient en mydriase moyenne, le réflexe lumineux complètement aboli et le réflexe d'accommodation normal. A l'ophtalmoscope, les papilles nous apparurent flou et de teinte un peu grise; ce qui nous frappa surtout fut l'aspect des vaisseaux volumineux et tortueux.

Si l'Argyll est un signe constant que nous avons retrouvé aussi net le 22 septembre 1904, il n'en est pas de même de l'aspect du fond d'œil, car à cette date il était redevenu normal.

Dans une troisième observation, en date du 16 février 1905, nous avons constaté une fois de plus la présence de l'Argyll : réflexe lumineux aboli, réflexe d'accommodation normal, fond d'œil normal.

Un dernier examen, fait le 1er avril 1905, nous a encore confirmé ce symptôme.

Observation LXVII (1).

H... Victoire, née le 5 janvier 1874.

Entrée le 1er janvier 1897.

La malade a présenté à son entrée une période d'excita-

(1) Th. de Chenais.

tion maniaque qui a rapidement fait place à un mutisme complet avec automatisme et affaiblissement intellectuel aboutissant rapidement à la démence.

Actuellement, les sentiments affectifs sont abolis d'une façon complète ; l'indifférence est absolue. La malade présente des phénomènes de négativisme, des explosions de rires et de paroles, des gestes et des mouvements stéréotypés et de la verbigération. Elle est sujette à des crises d'agitation qui ne durent pas plus d'un quart d'heure.

On fait prendre à la femme H... des attitudes catatoniques avec une grande facilité.

La sensibilité est généralement presque abolie, les réflexes rotuliens sont exagérés. La malade présente en outre un léger œdème des pieds avec cyanose incomplète des extrémités et refroidissement. Le dermographisme est peu prononcé et n'apparaît que tardivement.

Examen oculaire.

En 1902, on a observé de l'inégalité pupillaire, la pupille droite étant plus grande que la gauche, et très irrégulière ; les réflexes normaux.

A l'examen du 15 novembre 1904 nous avons noté une iritis ancienne à gauche, une inégalité pupillaire avec conservation du réflexe lumineux et du réflexe d'accommodation. Il nous a été impossible d'éclairer le fond d'œil.

Le 1er avril 1905, nos constatations ont été sensiblement analogues : pupilles inégales, la gauche étant en myosis et irrégulière, par suite d'adhérences dues à une iritis ancienne. Les réflexes lumineux et d'accommodation sont normaux.

A l'ophtalmoscope, les papilles semblent décolorées.

Observation LXVIII.

Lh... Françoise, née le 29 juin 1883.

Entrée le 25 mai 1901.

Hérédité vésanique du côté maternel.

Cette femme est entrée avec un état mental consistant en excitation maniaque avec propos incohérents, agitation incessante, chants, vociférations.

Depuis, la malade a présenté des hallucinations psychomotrices, des phénomènes catatoniques, du négativisme, des stéréotypies, de la verbigération.

En mars 1904, elle est tombée dans la stupeur et le mutisme. De temps en temps elle présente des périodes d'agitation avec phénomènes impulsifs, violences, hallucinations de l'ouïe.

Les réflexes patellaires sont exagérés.

Examen oculaire.

Le 2 novembre 1903, nous avons obtenu les résulats suivants : pupilles égales, réagissant bien à la lumière et à l'accommodation. L'examen du fond de l'œil est impossible.

Dans l'observation du 1er avril 1905, nous notons : pupilles normales, réflexe d'accommodation diminué, réflexe lumineux normal. — Fond d'œil normal.

Observation LXIX.

B... Augustine, née le 3 mai 1868.

Entrée le 22 novembre 1901.

Hérédité vésanique.

Cette malade a présenté au début un état mental caractérisé par de l'excitation avec loquacité, verbigération, jargonophasie, troubles sensoriels et réactions violentes par intervalle.

Elle présenta ensuite des hallucinations auditives, des illusions continuelles de fausses reconnaissances. L'incohérence est absolue.

A la suite d'une fièvre typhoïde, son état mental s'est légèrement amélioré, mais elle est vite retombée dans l'excitation qu'elle présentait avant sa maladie.

Les sentiments affectifs sont totalement abolis. Elle présente du pseudo-œdème des membres inférieurs.

Examen oculaire.

Le 29 octobre 1903 nous avons noté : pupilles normales avec réflexes intacts.

A l'ophtalmoscope la papille est décolorée, les veines sont tortueuses.

Le 15 octobre 1904, la malade étant très agitée, l'examen de l'œil fut impossible.

A une troisième observation, en date du 1er avril 1905, l'agitation est toujours extrême, et les constatations difficiles à faire avec une exactitude rigoureuse. Nous avons cependant pu noter une mydriase sensible des pupilles, la diminution des réflexes lumineux et d'accommodation.

Il nous a été impossible d'éclairer le fond de l'œil.

Observation LXX.

C... Scholastique, née le 22 septembre 1855.
Entrée le 27 mai 1881.

Cette malade est plongée dans la stupeur avec mutisme, stéréotypie et attitudes catatoniques. Elle présente des troubles trophiques dont l'évolution mérite d'être signalée (1).

11 janvier 1904. — Œdème dur des deux jambes apparu la veille et s'arrêtant à la racine des orteils. — On note des taches de purpura sur le bord externe des deux pieds, à la hauteur du petit orteil et sur le petit orteil lui-même, le 3e et le gros du même côté.

16 janvier. — Sur le 4e orteil, ulcération superficielle qui tend à suppurer légèrement. L'œdème est beaucoup plus marqué à gauche qu'à droite et prend facilement l'empreinte du doigt. La partie inférieure de la jambe est extrêmement vernissée et comme marbrée par des taches pigmentaires. Au-dessus de la malléole interne, cicatrice guérie semblant se rapporter à un ulcère ancien. Œdème beaucoup moins intense à droite ; prend cependant l'empreinte du doigt. Acrocyanose très marquée.

30 janvier. — Au niveau du 4e orteil gauche, ulcération très superficielle qui semble se guérir. Au 3e, tache de purpura au-dessus de l'ongle. L'œdème du dos du pied prend légèrement l'empreinte. Au pied droit, tache de purpura au 5e orteil.

2 février. — Œdème véritable disparu. Le pseudo-œdème persiste après le repos au lit.

15 mars. — Œdème marqué des deux jambes, mais beaucoup plus marqué à gauche qu'à droite, surtout au-dessous de la jarretière qui est placée au milieu de la jambe. Cyanose péri-unguéale s'étendant d'ailleurs plus légèrement dans toute la région œdématisée. Actuellement, à droite, l'infiltration admet très légèrement le doigt, tandis qu'à gauche l'empreinte est facile à produire, mais disparaît assez vite.

(1) Dide, Dermato-psychies.

la cheville gauche, de manifestes vésicules se sont formées, contenant un liquide roussâtre qui est probablement purulent.

17 février. — La tache de purpura qui siégeait au-dessus de la malléole externe du pied gauche s'est complètement ulcérée en surface.

18 février. — La région purpurique qui s'était ulcérée s'est séchée, mais est entourée d'une couronne de petits points purpuriques. Au niveau des orteils, taches de purpura dont plusieurs présentent au centre une petite vésicule à contenu séreux et d'autres, sur le 3e orteil, taches plus petites à contenu séro-sanguin. — Sur le 2e orteil droit, tache très allongée de purpura qui s'est vésiculée et laisse actuellement une croûte, comme s'il s'était produit une hémorragie de la peau.

21 février. — Régime lacté et alitement.

23 février. — Cyanose complètement disparue. L'infiltration a diminué quoique existant encore. La plupart des taches de purpura sont beaucoup plus limitées; l'une notamment à la partie inférieure de la jambe droite a pâli, diminué et tend à disparaître. Il s'est formé d'une façon spontanée à la face antérieure des deux jambes, mais surtout à la droite, des ecchymoses diffuses comme limites et qui ont actuellement une teinte jaune.

5 mars. — La cyanose a considérablement diminué et les taches de purpura qui existaient sur les doigts se sont desséchées et ont maintenant une teinte brun foncé. — Celles, plus volumineuses, qui existaient au bas des jambes, ont pris une teinte chamois et s'en vont par desquamation. L'infiltration du dos du pied subsiste. — Abondante desquamation de la jambe. — Les ecchymoses spontanées ont disparu.

17 mars. — Depuis que la malade est levée, le pseudo-

œdème a considérablement augmenté et de nombreuses taches de purpura sont réapparues.

20 mars. — Œdème extrêmement tendu. La tache de purpura située en arrière de la malléole gauche externe tend à suppurer.

5 avril. — Tache de purpura rétromalléolaire gauche ulcérée.

12 avril. — Éruption impétigineuse surtout localisée à la jambe droite.

14 avril. — Tache nouvelle de purpura au niveau du 5e orteil droit. — Nouvelles papules sur la peau.

17 avril. — Eruption impétigineuse généralisée.

20 avril. — Sur la tache de purpura du 5e orteil droit s'est collecté du pus sous-cutané.

28 avril. — La vésicule notée sur l'orteil du pied droit s'est considérablement agrandie : elle couvre presque tout l'orteil. — Teinte violette, quoique le contenu en soit séreux.

L'observation de cette malade a depuis été suivie d'une manière constante. Voici la continuation des troubles trophiques observés chez elle.

15 octobre. — Au niveau de la plupart des orteils et de la partie interne du talon droit, existent des taches à fond rose tirant sur le violet à la périphérie, nettement violettes à leur centre et rappelant la teinte du purpura. Au niveau de la région rétro-malléolaire gauche, une vaste tache analogue tend à subir une ulcération centrale. Au niveau de chacune de ces taches, il existe une légère surélévation de la peau.

19 octobre. — D'après l'évolution suivie pendant plusieurs jours, il semble que, au début, il se forme une tache violette qui blanchit ensuite vers son centre et enfin se

dessèche sur les bords, formant à ce niveau une tache rouge sombre.

Chacun des gros orteils présente une tache de purpura parfaitement limitée, évidemment due à une extravasion sanguine sous-cutanée.

24 octobre. — Au niveau de la région pré-tibiale de la jambe gauche, on remarque trois rangs parallèles de très petites taches de purpura typique. Ces taches ont évolué, laissant après elles et à l'entour une ecchymose qui suit son évolution habituelle.

Au niveau de la région rétro-malléolaire droite de la jambe droite, les taches déjà notées ont pris une coloration différente ; l'épiderme sus-jacent semble s'être desséché et se déprime comme s'il existait une tendance à la formation d'une perte de substance.

29 octobre. — Les taches de purpura notées précédemment ont disparu et la majorité des taches violettes se vésiculisent.

31 octobre. — Sur toute la face palmaire des deux mains existe une éruption de taches de purpura punctiformes extrêmement nombreuses et qui évoluent vers de petites vésicules qui crèvent. Ecchymose spontanée aux deux genoux.

5 novembre. — Les vésicules observées au niveau des orteils se sont transformées en taches rouge sombre ayant une vague analogie avec des taches de purpura.

Au niveau des mains, celles notées précédemment ont disparu et se sont transformées en de petites régions de desquamation.

15 novembre. — Sur les taches déjà existantes, rouges, puis violettes, il s'est formé des vésicules nettement blanches.

22 novembre. — Au niveau de la plupart des orteils existent des vésicules très nettes, dont les unes semblent

s'être directement formées sur le fond cyanotique, et les autres s'être développées sur une région antérieurement congestionnée. Il est possible cependant que les phénomènes congestifs soient secondaires.

26 novembre. — Au niveau de la face externe et dorsale des deux pieds sur le fond cyanotique, existent des élevures rose pâle, faciles à apprécier au toucher.

1er décembre. — L'évolution est toujours la même ; d'abord une tache cyanotique, puis une vésicule incolore qui se teinte ensuite pour s'affaisser et devenir marron foncé, se dessécher et se desquamer.

13 décembre. — Une des vésicules qui se trouve entre le deuxième et le troisième orteil du pied gauche s'est ulcérée.

20 décembre. — Toutes les vésicules précédemment signalées se sont desséchées et ont pris une teinte brune. Une nouvelle s'est formée au niveau de la base du cinquième orteil gauche.

10 janvier 1905. — Il existe des taches de purpura réel au niveau du gros orteil et des seconds orteils de chaque côté. Au deuxième orteil gauche se produit une ulcération trophique.

30 janvier. — Les taches de purpura notées au niveau des orteils sont actuellement desséchées, ou commencent à s'en aller par desquamation. Les taches de la face dorsale du pied qui avaient une tendance vésiculaire se desquament de la même façon. Au centre, les taches de purpura vrai, situées à la base du gros orteil et au niveau du second orteil droit, subsistent encore et ont toujours leur couleur rouge foncé primitive.

5 février. — Sur le gros orteil gauche s'est formée une vésicule dont le contenu est devenu purulent.

14 février. — La tache de purpura du second orteil

droit a disparu. — La pustule du gros orteil gauche suppure actuellement.

....

Nous nous sommes longuement étendu sur les troubles trophiques observés chez cette malade parce qu'on peut a prendre comme type des principales modifications observées chez la plupart des déments précoces.

Examen oculaire.

Le 12 novembre 1903, l'observation a donné lieu aux constatations suivantes : pupilles normales réagissant bien à la lumière et à l'accommodation.

A l'ophtalmoscope les papilles sont décolorées du côté temporal.

Le 25 novembre 1903, nous avons obtenu les mêmes résultats.

Dans un troisième examen en date du 15 novembre 1904, nous avons noté une inégalité pupillaire, la pupille gauche étant en légère mydriase.

Les réactions des pupilles à la lumière et à l'accommodation ont été trouvées normales.

La malade étant très agitée, il nous a été impossible d'examiner le fond d'œil.

Observation LXXIV.

G... Marie-Josèphe, née le 2 mars 1872.

Entrée le 20 février 1903.

Cette malade est atteinte de démence précoce catatonique. Elle a des hallucinations auditives psycho-inhibitrices et psycho-motrices. Elle a également des hallucinations obsédantes de la sensibilité générale, et présente des phénomènes de possession qui vont jusqu'à l'objectivation de sa propre personnalité au dehors, et à la substitution complète du possesseur à cette personnalité.

Attitudes catatoniques très marquées. Les troubles trophiques (1) consistent en cyanose intense des pieds allant en certains points jusqu'à une teinte purpurique; sur ce fond se produisent de nombreuses petites taches purpurines, dont quelques-unes se vésiculisent, tandis que d'autres tendent à devenir confluentes.

On a noté en outre des éruptions érythémateuses répétées et de courte durée, localisées à tous les orteils, et à la périphérie de la plante du pied. Ces éruptions se terminent par une desquamation superficielle.

De nouvelles éruptions ont aussi siégé à diverses reprises au niveau du coude, et se sont aussi terminées par de la desquamation.

Examen oculaire.

Le 17 octobre 1903, nous n'avons noté aucun trouble; l'œil est complètement normal.

Le 6 avril 1904, les résultats diffèrent légèrement : pupilles égales, réagissant bien à l'accommodation ; mais le réflexe lumineux est irrégulier et généralement diminué. A l'ophtalmoscope, la papille est assez mal limitée du côté nasal et légèrement hyperémiée.

Une troisième observation du 16 février 1905 donne les résultats suivants : pupilles et réflexes normaux, fond d'œil congestif.

OBSERVATION LXXV.

B..., femme L..., née le 7 mai 1873.

(1) DIDE, Dermato-psychies.

Entrée le 8 novembre 1903.

Hérédité vésanique.

Les troubles mentaux sont survenus à la suite d'une fièvre typhoïde et d'une thyroïdite suppurée consécutive.

La malade a présenté, au début, de l'excitation maniaque avec hallucinations et préoccupations angoissantes, aboutissant, le plus souvent, à la dépression.

Actuellement, l'affaiblissement général des facultés, l'inconscience absolue, les explosions de rires et de pleurs non motivées, les bouffées hallucinatoires de la sensibilité générale, les illusions sensorielles continuelles, le délire d'apparence onirique permettent de ranger la femme R... dans la catégorie Démence précoce paranoïde.

Elle présente un pseudo-œdème typique du dos du pied, avec cyanose péri-unguéale, et de nombreuses taches purpuriques au niveau des orteils (1). Sous l'influence du régime lacté, de l'alitement et de l'adrénaline, ces lésions se sont améliorées.

Examen oculaire.

Nous avons examiné cette malade à quatre reprises ; c'est un des rares cas (à part ceux dans lesquels nous avons observé l'Argyll), où les troubles oculaires ne se sont jamais modifiés.

22 janvier 1904. — Pupilles en mydriase ; les réactions à la lumière et à la convergence sont à peu près abolies. — Les papilles sont manifestement hyperémiées et semblent noyées dans le fond d'œil.

9 avril 1904. — Pupilles en mydriase ; la réaction à la lumière ne se fait que de façon passagère et est diminuée,

(1) Dide, Dermato-psychies.

le réflexe d'accommodation est presque imperceptible. — Papilles congestives.

10 octobre 1904. — Pupilles en mydriase, réflexe lumineux aboli, réflexe d'accommodation très diminué. Papille congestionnée avec veines volumineuses.

16 février 1905. — Pupilles en mydriase. Réflexe lumineux nul, réflexe d'accommodation presque nul, fond d'œil congestif.

Observation LXXVI (1).

R... Sainte, entrée le 12 mai 1899, est âgée à cette époque d'environ 24 ans.

Elle présente de la mélancolie avec craintes et frayeurs imaginaires. Ces accès de tristesse sont souvent interrompus par des périodes d'excitation.

Cette malade est tombée progressivement dans la démence.

Actuellement, elle est plongée dans un mutisme relatif, causant parfois à voix basse, toute seule. Elle présente du négativisme et des alternatives de calme et d'excitation, ces dernières périodes durant environ 2 heures et étant très violentes.

Les attitudes et les propos sont stéréotypés, les sentiments affectifs et de famille sont abolis. Dans ses périodes d'excitation, la malade a de la verbigération et de la logorrhée, avec stéréotypies.

Elle présente à un haut degré des phénomènes catatoniques, avec hypertonus accentué.

La sensibilité est émoussée, les réflexes sont exagérés.

On a constaté de la cyanose et du refroidissement des extrémités, de l'œdème des jambes et un dermographisme peu prononcé.

(1) Thèse de Chenais.

Examen oculaire.

Le 12 novembre 1904, pendant une période de stupeur avec mutisme, nous avons obtenu les résultats suivants :

Pupilles normales, réflexes d'accommodation et lumineux diminués, fond d'œil normal.

A l'examen suivant, le 19 décembre 1904, nous avons observé un Argyll Robertson.

Enfin le 16 février 1905, la malade étant retombée dans la stupeur, nous avons noté une seconde fois l'abolition totale du réflexe lumineux avec intégralité du réflexe d'accommodation. Le fond d'œil reste intact.

Observation LXXVII.

L... Marie-Augustine, née le 30 janvier 1864.

Entrée le 18 janvier 1875.

A présenté au début de l'agitation avec impulsions et violences, puis est tombée peu à peu dans la stupeur.

Actuellement on peut la ranger dans la catégorie : démence précoce hébéphrénique. Des périodes d'agitation violente, incohérente, liée à des hallucinations psychomotrices, alternent avec des périodes de stupeur où les hallucinations auditives persistent.

Les troubles trophiques observés sont les suivants (1) :

Œdème avec cyanose assez résistant, ne prenant pas le godet ; refroidissement des extrémités étendu à tout le pied ; non douloureux. — Engelures à répétition.

22 décembre 1903. — Altérations du pied gauche semblables à des engelures qui, au niveau du 2e orteil, ont suppuré. Au niveau de la pointe du gros orteil, petite tache de purpura incontestable.

10 janvier 1904. — Pseudo-œdème dur avec cyanose des

(1) Dide, Dermato-psychies.

deux pieds. Aux 3e et 4e orteils des deux pieds et au 2e du pied gauche, on note une teinte violet livide. Le 3e orteil gauche a subi un sphacèle superficiel avec suppuration de la peau. Douloureux spontanément; pression pénible au maximum; douleur à la partie inférieure de la jambe qui semble légèrement enflée. Une tache de purpura à la pointe du gros orteil gauche n'a pas évolué.

23 janvier. — Au niveau du pied droit (3 derniers orteils), cyanose intense sans gangrène. — Au pied gauche, l'aspect asphyxique commence à la partie externe du 2e orteil, intéresse le 3e où se trouve un foyer étendu de gangrène superficielle limité en arrière à la 2e articulation par un bourrelet verdâtre. Au 4e orteil, foyer semblable dans la région en rapport avec le 3e.

28 janvier. — Diminution marquée de l'œdème et commencement de cicatrisation à la suite d'un repos au lit de cinq jours.

2 février. — Nombreuses petites vésicules; les plus grosses ont 1mm 1/2 de diamètre, les plus petites sont un peu inférieures à 1mm. Ces vésicules sont localisées au dos des deux pieds; quelques-unes, très rares, siègent à la face dorsale des orteils. Le contenu est souvent limpide; dans certaines parties, il est blanchâtre; dans d'autres il semble qu'on voit le passage se faire et le liquide devenir louche.

4 février. — Les vésicules signalées diminuent et disparaissent par dessiccation. On en note une nouvelle plus volumineuse de 6 à 7mm de long sur le 3e orteil gauche. Les ulcérations des orteils tendent à se guérir. Toutefois, au niveau du pied droit, de nombreuses taches de purpura peu limitées au contour se sont formées.

13 février. — La malade s'est relevée depuis quatre jours; le pseudo-œdème et la cyanose ont repris avec les caractères signalés plus haut.

16 février. — Pseudo-œdème considérable et nombreuses taches purpuriques formées entre et sur les orteils. A la face interne de la jambe droite, à 5 travers de doigt au-dessus de la malléole interne s'est formée une tache purpurique légèrement saillante, à base indurée; de couleur légèrement marbrée, ayant la dimension d'une pièce de 2 francs.

18 février. — Entre les 3e et 4e orteils gauches s'est produite une ulcération qui suppure.

21 février. — Régime lacté et alitement.

24 février. — La cyanose a disparu. L'infiltration a considérablement diminué. — Il existe encore des taches de purpura qui tendent à rétrocéder. Celles qui étaient apparues récemment à la partie inférieure des jambes ont notablement diminué ; tandis qu'elles étaient saillantes auparavant, elles ne font actuellement aucune saillie, et même sont légèrement déprimées. — On se rend compte qu'une vaste cicatrice existant à la face interne du tibia gauche est de même nature et constitue un trouble trophique d'origine purpurique.

5 mars. — Les ulcérations des doigts de pied se réparent lentement, laissant à leur place des taches brun foncé. Au niveau du 3e orteil gauche, il s'est formé une volumineuse croûte intéressant la matrice de l'ongle. Les taches de purpura notées sur la jambe laissent à leur place une surface lisse qui se plisse beaucoup plus que les régions voisines quand on passe le doigt dessus. — Le fond en est violet clair et les bords couleur chamois. — Abondante desquamation de la peau de la jambe.

27 avril. — L'ongle du 3e orteil est actuellement tombé avec la desquamation de tout le doigt.

17 mai. — La malade a présenté une éruption très passagère le long du tibia. Elle avait présenté à différentes

reprises des éruptions ne durant que quelques heures, localisées au niveau des genoux, des coudes et de la naissance du cou, constituées par de très petites macules rouges.

9 juin. — La malade présente à peu près quotidiennement une éruption ne durant qu'une heure seulement, localisée aux endroits ci-dessus indiqués. Cette éruption ne semble pas prurigineuse ; elle est constituée par de petites macules rouges, saillantes, sensibles au doigt, pâlissant, puis disparaissant.

L'observation a été poursuivie et on a noté :

23 juillet. — Ecchymose au-dessous de l'ongle du gros orteil droit du côté interne.

5 novembre. — Au niveau de toutes les cicatrices des jambes, les ulcérations présentent actuellement une desquamation en larges écailles.

Examen oculaire.

9 avril 1904. — Les pupilles sont normales, réagissent bien à la lumière et à l'accommodation. Les papilles sont décolorées, les veines seules sont apparentes.

15 janvier 1904. — A cet examen nous avons observé des taies anciennes de la cornée, surtout à droite. La papille est décolorée dans l'ensemble ; les vaisseaux sont confondus, les veines seules sont apparentes.

Une troisième observation, faite le 22 septembre 1904, a confirmé ces résultats.

Observation LXXVIII (1).

M... Joséphine, née le 27 novembre 1857.

Entrée le 11 novembre 1886, avec des conceptions déli-

(1) Thèse de Chenais.

rantes, des hallucinations de la vue et de l'ouïe constantes, des craintes et des frayeurs imaginaires.

Après quelques périodes d'excitation, la malade est tombée dans le gâtisme.

Elle présente une insouciance extrême, et les sentiments affectifs sont totalement abolis. Ses propos sont incohérents; elle a des gestes stéréotypés, prend des attitudes d'actrice avec gestes et jeux de physionomie.

On a également observé de la verbigération et des phénomènes d'opposition; ses propos sont absolument incohérents.

Elle s'excite, par intervalles, plusieurs fois dans la même journée, et pendant ces périodes qui ne durent guère plus de 1/4 à 1/2 heure, elle saisit tous les objets à portée de sa main, et les jette autour d'elle. Elle éclate de rire souvent, sans raison.

Cette malade présente très nettement de la catatonie, provoquée ou spontanée. Les réflexes patellaires sont exagérés, le fascia lata est aboli.

Comme troubles trophiques, on a noté un peu d'œdème des membres inférieurs, et quelques engelures, de la cyanose des extrémités et du dermographisme.

Examen oculaire.

En 1902, on note que la pupille gauche était normale, mais la droite légèrement ellipsoïdale transversalement. Les réflexes sont normaux, la cornée et la conjonctive sensibles.

Le 29 octobre 1903, l'inégalité pupillaire avait disparu et l'œil était tout à fait normal.

Dans l'observation faite le 28 octobre 1904, nous avons noté un myosis léger bilatéral, et des réflexes intacts. Il nous a été impossible d'examiner le fond de l'œil.

Le 8 novembre 1904, la pupille était devenue paresseuse. A l'ophtalmoscope, le fond d'œil sembla normal.

Observation LXXIX (1).

S..., femme D..., née le 24 novembre 1860.

Entrée le 1er novembre 1888.

Cette femme est entrée avec des troubles mentaux consistant en incohérence des idées, craintes imaginaires, entretenues par des hallucinations de la vue et de l'ouïe.

Elle tombe peu à peu dans la mélancolie et le mutisme, avec stéréotypies et légers phénomènes d'opposition.

Les sentiments affectifs ont totalement disparu.

La malade présente quelques moments d'excitation, coïncidant avec ses périodes menstruelles.

Comme troubles physiques, on a noté des phénomènes catatoniques légers, avec peu d'hypertonus musculaire, une perversion de la sensibilité au froid, qui produit la même sensation que le chaud, l'exagération des réflexes patellaires, du tendon d'Achille, et l'abolition du fascia lata.

La malade présente du dermographisme.

Examen oculaire.

Le 15 janvier 1904, l'observation a donné les résultats suivants :

Réflexes pupillaires normaux. A l'ophtalmoscope, la papille est un peu congestive. A gauche, on distingue un grand croissant de fibres à myéline entourant la papille du côté temporal — à l'image renversée. Rien de ce genre à droite.

Un second examen, en date du 15 octobre 1904, a confirmé de nouveau ces résultats.

(1) Thèse de Chenais.

Observation LXXX (1).

L..., née le 15 février 1879.

Entrée pour la seconde fois le 22 janvier 1899. (Date de la 1re entrée : juillet 1898.)

Cette malade a présenté, au début, un état mental caractérisé par des préoccupations pénibles, d'ordre mystique, des hallucinations de l'ouïe et des illusions sensorielles.

Elle entend des voix, elle a vu le diable, elle se croit damnée, on lit sa pensée.

Puis elle présenta de la verbigération et des stéréotypies.

Enfin elle tomba dans le mutisme presque absolu. Les sentiments affectifs ont disparu, la malade manifeste une inconscience complète, éclate de rire sans motifs.

Elle présente de la catatonie légère et des mouvements stéréotypés.

La sensibilité est émoussée de façon générale, les réflexes patellaires sont exagérés, le fascia lata existe.

Comme troubles trophiques, on a noté du refroidissement des extrémités avec cyanose légère, du pseudo-œdème catatonique et de la desquamation de la face palmaire de la main droite, après une période d'agitation suivie d'une éruption acnéiforme.

Examen oculaire.

En 1902, la malade a présenté de l'irrégularité pupillaire, avec déformation de la pupille droite.

Le 7 octobre 1903, l'inégalité pupillaire a persisté; de

(1) Thèse de Chenais.

plus, la pupille droite est en mydriase. Les réactions à la lumière et à la convergence sont normales.

A l'ophtalmoscope, la papille est rosée et vascularisée.

A l'examen du 22 septembre 1904, l'inégalité pupillaire a disparu (ce qui prouve bien que ce phénomène est inconstant). — Dans presque tous nos examens, du reste, nous avons noté l'intermittence de ce trouble.

Les deux pupilles sont en mydriase légère, le fond d'œil est normal.

Observation LXXXI (1).

F... née le 4 août 1862.

Entrée le 11 mars 1899.

Cette malade est plongée dans la stupeur avec mutisme absolu, indifférence complète, perte totale des sentiments affectifs et négativisme. Cet état est entrecoupé de courtes périodes d'excitation, avec verbigération et violences.

Idées et hallucinations obsédantes.

Les phénomènes catatoniques existent très intenses et s'accompagnent d'hypertonus; la sensibilité est émoussée de façon générale; les réflexes patellaires sont exagérés, le fascia lata est aboli.

Les troubles trophiques consistent en une légère infiltration du dos du pied avec cyanose et refroidissement (2).

En février 1904, on a observé des marbrures rouges sur le thorax et une petite éruption papuleuse autour de la plante du pied et sur la face dorsale des orteils. Cette éruption a disparu le 5 mars, et dans les régions où elle existait, il s'est produit une desquamation abondante.

(1) Thèse de Chenais.
(2) Dide, Dermato-psychies.

Le 17 mai, nouvelle éruption milliaire sur le dos de la main gauche, qui se termine également par une desquamation. A partir de cette époque la malade a présenté constamment de ces éruptions vésiculeuses, sur la main gauche, aux jambes, voire au niveau de l'abdomen et à la région lombaire.

L'éruption évolue de façon constante vers une vésiculation qui disparaît en vingt-quatre heures et est suivie d'une desquamation.

Examen oculaire.

La malade présentait à son entrée une inégalité pupillaire sans autres troubles. Nous avons eu l'occasion de l'examiner à quatre reprises différentes. Le premier examen, daté du 28 novembre 1903, a fourni les résultats suivants : pupilles égales réagissant normalement à la lumière et à l'accommodation. Papilles flou de teinte pâle uniforme avec veines volumineuses et paraissant avoir passé par une phase d'hyperémie.

Les seconde et troisième observations, faites le 22 janvier et le 10 avril 1904, ont été concordantes.

Nous avons noté une diminution sensible du réflexe lumineux, avec conservation intégrale du réflexe d'accommodation. A l'ophtalmoscope, la papille a toujours des limites un peu indécises et les vaisseaux sont volumineux ; ces résultats ont été confirmés par l'examen suivant en date du 10 octobre 1904.

Observation LXXXII.

B..., femme B..., née le 18 septembre 1860.
Entrée le 19 septembre 1885.

A présenté au début un état caractérisé par un trouble des facultés mentales avec hallucinations et illusions sensorielles.

Elle présente actuellement de la verbigération, des alternatives de calme et d'agitation avec propos incohérents basés sur des hallucinations visuelles et auditives continuelles.

On note chez cette malade une infiltration élastique du dos du pied avec cyanose et refroidissement. Au niveau des orteils de nombreuses taches de purpura ont évolué et se sont terminées par une abondante desquamation (1).

Examen oculaire.

Le 28 octobre 1903, nous notons : pupilles normales réagissant bien à la lumière et à l'accommodation.

Papilles de teinte uniforme un peu sale, avec des veines tortueuses.

A l'examen du 9 avril 1904, nous avons trouvé les pupilles normales; le réflexe lumineux était légèrement diminué et irrégulier, l'accommodation normale. — Papilles de teinte uniforme, légèrement décolorées.

25 septembre 1904. — Pupilles normales, réflexes normaux, fond d'œil normal.

Le 29 mars 1900, les pupilles sont en myosis léger ; réagissent normalement à la lumière et à l'accommodation. — Papille normale.

Observation LXXXIII.

B... Anne-Marie, née le 16 mai 1874.

(1) Dide, Dermato-Psychies.

Entrée pour la seconde fois le 1er janvier 1903.

Cette malade a présenté au début de l'agitation incohérente avec stéréotypies et explosions de rires. Elle présente actuellement des alternatives d'excitation incohérente avec attitudes catatoniques et verbigération, succédant à des périodes de mutisme avec négativisme; hallucinations auditives.

Un pseudo-œdème existe d'une façon intermittente.

Le 26 mai 1904, il s'est accompagné de cyanose (1); sur le dos des pieds sont apparues de nombreuses vésicules très petites à contenu séreux, parfois opalescent. Sur la face dorsale des orteils, on aperçoit les cicatrices flétries de pareilles vésicules et ressemblant alors à de petites plaques de desquamation. On note quelques vésicules analogues au bas de la jambe.

7 juin. — Une éruption symétrique s'est formée à la région antérieure des deux jambes et est constituée par des macules qui se sont légèrement surélevées, leur couleur étant nettement rouge; elles se sont vésiculisées; le liquide étant d'abord séreux, puis légèrement louche. Parfois, la vésicule se flétrit simplement et donne lieu à une excoriation superficielle; les éléments sont très rapprochés les uns des autres et ont environ 3 à 4mm de diamètre.

16 juin. — L'éruption notée au niveau des deux jambes a actuellement rétrocédé de la façon suivante : les papules se sont excoriées et ont donné lieu à la production de petits ulcères qui se cicatrisent par une croûte hémorragique. — Les éléments simplement vésiculeux se sont desséchés, la vésicule donnant lieu à une squame, la région congestive sous-jacente passant par des teintes diverses et jaunissant avant de disparaître. — Aujourd'hui,

(1) Dide, Dermato-Psychies.

on note une récente éruption localisée au niveau des deux poignets et des faces dorsales des deux mains. Ces éruptions sont constituées par des papules rouges nettement surélevées donnant toutes lieu à une vésicule souvent très petite, ne dépassant jamais 2mm de diamètre et dont le contenu, d'abord séreux, peut devenir louche et même purulent.

25 juin. — Le nombre des papules a augmenté et la plupart de celles existant jadis sont actuellement dominées par une vésicule.

30 juin. — Disparition de l'érythème polymorphe.

Examen oculaire.

Nous possédons de cette malade quatre observations.

Le 29 octobre 1903, nous avons obtenu les résultats suivants : Pupilles en mydriase; le réflexe d'accommodation est légèrement diminué, le réflexe lumineux normal. Il nous a été impossible d'examiner le fond d'œil.

Le 22 janvier 1904, la malade étant très agitée, il nous a été impossible de faire aucune constatation.

L'observation suivante, datée du 10 octobre 1904, est sensiblement analogue à la première : Pupilles en mydriase, réflexes lumineux et d'accommodation normaux. L'ophtalmoscope nous a éclairé une papille congestive.

Ces résultats ont été confirmés par l'examen du 16 février 1905.

Observation LXXXIV.

B... Marie-Ange, née le 3 mai 1871.

Entrée le 23 décembre 1896.

Hérédité chargée. On peut ranger cette malade dans la catégorie : Démence précoce catatonique. Elle présente en effet du mutisme, de l'incohérence des idées, des attitudes catatoniques très marquées, des périodes de négativisme, des hallucinations visuelles et des hallucinations auditives psycho-inhibitrices.

Œdème des pieds avec cyanose légère des orteils.

Examen oculaire.

Trois observations successives, datées respectivement du 25 novembre 1903, du 15 octobre 1904 et du 9 avril 1904 ont donné le même résultat négatif au point de vue des troubles oculaires.

Observation LXXXV.

D... Jeanne-Marie, née le 7 juin 1858.

Entrée pour la seconde fois le 8 avril 1897.

Catégorie mentale : Démence précoce hébéphrénique. La malade présente des alternatives d'excitation avec attitudes catatoniques, incohérence absolue, verbigération et négativisme. Pendant ses périodes de dépression, elle reste plongée dans le mutisme.

Les troubles trophiques observés chez la femme D... sont assez intéressants : elle a présenté un pseudo-œdème très accentué qui, à partir de janvier 1904, a considérablement augmenté et s'est accompagné de cyanose et de taches de purpura siégeant de préférence au niveau des orteils (1).

Examen oculaire.

Le 15 janvier 1904, il nous fut impossible d'examiner cette malade.

(1) Dide, Dermato-psychies.

Un second examen, en date du 29 mars 1905, nous donne au contraire des résultats : les pupilles sont normales, la gauche présente une irrégularité assez prononcée. — Le réflexe d'accommodation est conservé, ainsi que la réaction à la lumière; toutefois, à gauche, cette réaction est lente.

Fond d'œil normal.

Observation LXXXVI (1).

B... femme L..., née le 24 octobre 1876.

Entrée le 23 février 1900.

Cette malade a présenté des alternatives d'agitation et de dépression avec accès de rires et de larmes, loquacité et verbigération.

A partir de juillet 1901, elle est tombée dans la dépression avec indifférence complète, gestes stéréotypés, négativisme, mutisme, stupeur complète entrecoupée de très courts accès d'excitation.

Les phénomènes catatoniques s'accompagnent chez elle d'attitudes paradoxales et d'hypertonus musculaire. La sensibilité est fortement diminuée, les réflexes exagérés, le gâtisme complet et permanent.

Les troubles trophiques consistent en une légère infiltration du dos du pied avec cyanose des orteils et refroidissement (2).

Le 23 février 1904, il s'est formé au niveau du quatrième orteil droit une petite tache de purpura, qui disparut le 10 mars par desquamation.

Le dermographisme existe et se produit presque instantanément.

(1) Thèse de Chenais.
(2) Dide, Dermato-psychies.

Examen oculaire.

En 1902, on n'a noté aucun trouble digne d'être signalé. Dans une observation faite le 7 octobre 1903, nous avons constaté une mydriase légère bilatérale; les réactions à la lumière et à l'accommodation étaient intactes. A l'ophtalmoscope, la papille nous a paru congestive surtout à droite, avec veines volumineuses.

Le 12 novembre 1903, les résultats de l'examen concordent avec ceux obtenus précédemment en ce qui concerne l'intégrité des réflexes lumineux et d'accommodation. L'ophtalmoscope par contre nous a révélé à la périphérie de la papille droite un croissant de fibres à myéline. A la partie inférieure, à l'image renversée, la papille gauche est décolorée et semble avoir passé par une phase de névrite : les veines sont restées volumineuses. La papille droite est demeurée congestive et présente toujours la même hypérémie veineuse.

Les résultats de l'examen du 15 octobre 1904 sont légèrement différents : les pupilles sont inégales et toutes deux en mydriase, cette mydriase étant plus prononcée à gauche. Les réflexes d'accommodation et lumineux sont normaux, mais le réflexe conjonctival est notablement diminué. Le fond d'œil est redevenu normal.

Observation LXXXVII (1).

C... Augustine, née le 25 novembre 1859.

Entrée pour la quatrième fois le 18 février 1879.

Cette malade a été internée pour la première fois à l'âge de 17 ans.

Le diagnostic porté à cette époque (15 mai 1873) fut

(1) Thèse de Chenais.

celui de stupidité avec accès intermittents d'agitation maniaque, et inconscience relative des actes.

Les trois sorties coïncidèrent avec des périodes d'amélioration.

Actuellement, la malade est absolument inconsciente. De plus elle est sourde.

Son langage est inintelligible, probablement à cause de cette surdité.

Elle présente du négativisme.

Les attitudes catatoniques sont faciles à provoquer et s'accompagnent d'hypertonus.

La sensibilité est en général diminuée, la réaction du froid nulle.

Les réflexes patellaires sont exagérés. Les troubles trophiques consistent en pseudo-œdème des pieds, des jambes et des mains, avec cyanose et refroidissement des extrémités. La malade a présenté en outre une éruption prurigineuse de nature mal définie. Le dermographisme existe, quoique peu intense.

Examen oculaire.

En 1902, on a noté que la pupille droite était déformée en ellipse allongée transversalement, la gauche normale, et que toutes deux réagissaient bien à la lumière et à l'accommodation.

Ces résultats diffèrent sensiblement de ceux que nous avons obtenus ultérieurement.

Le 15 janvier 1904, nous notons en effet que les pupilles sont normales, mais que le réflexe lumineux est très diminué, le réflexe d'accommodation restant normal. De plus, la papille est décolorée dans l'ensemble.

Notre malade présente donc un Argyll. Ce symptôme est

permanent, comme le prouvent deux observations ultérieures.

Le 10 octobre 1904, les pupilles sont en myosis, le réflexe lumineux est aboli, le réflexe d'accommodation est normal.

La papille, qui était décolorée dans la précédente inspection, est redevenue normale.

Enfin, en date du 16 février 1905, l'Argyll existe toujours aussi net.

Réflexe lumineux nul.

Réflexe d'accommodation normal.

Fond d'œil normal.

Tels sont, dans leur intégralité, les résultats des examens oculaires pratiqués chez 87 malades atteints de Démence précoce.

Il nous reste maintenant à grouper ces observations, et à indiquer les conséquences pratiques qu'il est permis d'en déduire.

Pour faciliter ce travail de synthèse, nous avons divisé les symptômes oculaires en deux catégories :

Dans la première, nous faisons entrer toutes les perturbations de l'œil, sans distinction de constance ou d'inconstance.

Dans la seconde, au contraire, nous éliminons tous les cas dans lesquels les résultats n'ont pas été identiques dans tous les examens, ne laissant subsister que ceux où les mêmes symptômes se sont toujours manifestés de façon constante.

A chacune de ces catégories correspond un tableau (fig. 1 et 2). Il n'y a, de cette façon, qu'à jeter les yeux sur la page de statistique pour avoir une idée immédiate de la fréquence des manifestations oculaires chez les déments précoces, ainsi que de leur constance ou de leur irrégularité.

On verra ainsi que les troubles qu'on observe le plus fréquemment ne sont pas les plus tenaces, et que c'est évidemment à ces derniers que l'on doit attacher la plus grande importance.

Nous allons maintenant entrer dans le détail des troubles oculaires, et expliquer de quelle façon nous avons fait nos statistiques et sommes arrivé à établir les deux tableaux publiés dans ce travail.

Sur nos 87 observations, il y en a 15 où les examens oculaires nous ont constamment fourni des résultats normaux. Ceci nous donne une proportion de 17,24 p. 100.

TROUBLES PUPILLAIRES

Inégalité pupillaire. — L'inégalité pupillaire persistante nous semble un symptôme relativement rare, puisque nous ne l'avons noté que chez 6 malades. Elle est plus fréquemment intermittente, comme nous le montrent 19 de nos observations.

Par conséquent, nous obtenons un pourcentage de 7 p. 100, comme symptôme constant, et de 29 p. 100, en réunissant les cas où nous avons noté l'inégalité pupillaire intermittente ou vraie.

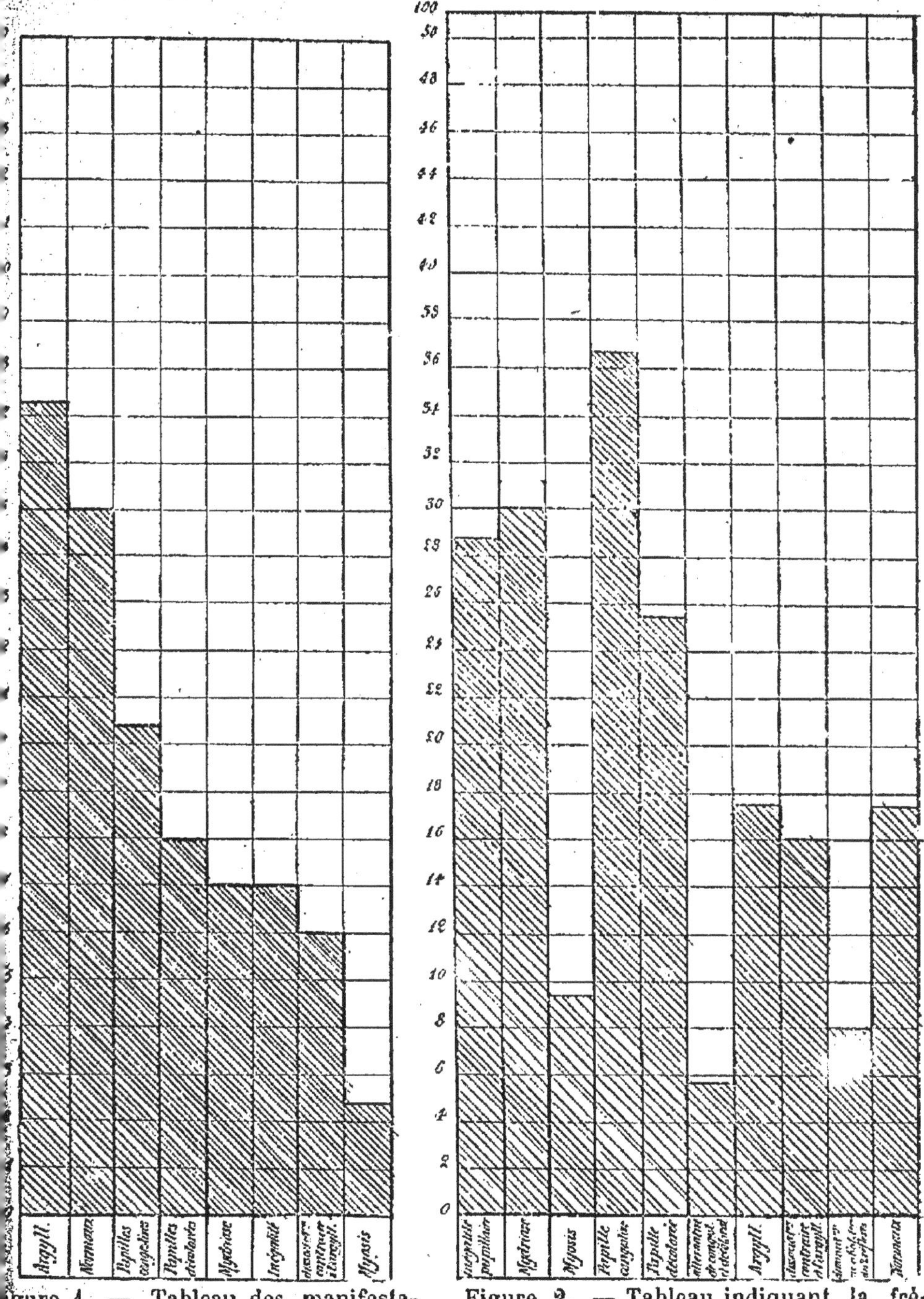

gure 1. — Tableau des manifestations oculaires des déments précoces, constantes ou inconstantes, avec le pourcentage.

Figure 2. — Tableau indiquant la fréquence des troubles oculaires constants chez les déments précoces, avec le pourcentage.

Mydriase. — Un symptôme qui présente, au point de vue fréquence, une grande analogie avec l'inégalité pupillaire, c'est la mydriase.

Nous l'avons trouvée de manière persistante chez 6 malades, exactement comme l'inégalité.

Chez 20 déments précoces, elle est passagère (rappelons que l'inégalité est intermittente dans 19 cas).

Le pourcentage est donc :

Mydriase, symptôme constant...........	7 p. 100
— — passager ou persistant............	30 p. 100

Myosis. — Le myosis est une manifestation oculaire d'une extrême rareté, puisque deux malades seulement l'ont présenté de façon constante, et six alternativement.

Soit les proportions suivantes :

Myosis persistant..................	2, 3 p. 100.
— passager ou constant.........	9,27 p. 100.

Pour être logique, nous devrions maintenant parler des altérations des réflexes pupillaires, mais, comme à ce propos nous serons amené à traiter de l'Argyll, et que nous considérons ce symptôme comme d'une importance première, nous exposerons en dernier lieu les résultats de nos observations à ce sujet.

TROUBLES PAPILLAIRES

Nous abordons les troubles papillaires que nous avons fréquemment notés chez les déments précoces.

Nous pouvons les diviser en trois groupes :

1° Malades ayant présenté de la congestion du fond de l'œil;

2° Malades chez lesquels nous avons observé de la décoloration de la papille;

3° Malades ayant eu, tantôt de la congestion et tantôt de la décoloration.

Congestion de la papille. — Le premier groupe est de beaucoup le plus nombreux. La congestion papillaire est même, de tous les troubles oculaires (inconstants), celui que nous avons noté le plus fréquemment.

Chez 9 déments précoces, ce symptôme a été remarquablement constant.

Nous l'avons observé de façon passagère chez 23 autres malades.

Ainsi, dans 10,2 p. 100 des cas, il y a congestion persistante, et dans 36,8 p. 100 congestion passagère ou tenace.

Anémie de la papille. — L'anémie du fond de l'œil est moins fréquente, puisque nous l'avons notée de façon constante chez 7 déments précoces, et que, chez 15 autres, elle a existé passagèrement.

Pourcentage :

Décoloration papillaire constante......... 8 p. 100.
Décoloration papillaire constante ou intermittente.......................... 25,3 p. 100.

Alternatives de congestion et d'anémie. — Le troisième groupe, celui des malades ayant présenté des alternatives de congestion et de décoloration, est le moins nombreux; il ne compte que 5 unités, ce qui donne une proportion de 5,74 p. 100.

TROUBLES DES RÉFLEXES PUPILLAIRES

Nous abordons maintenant la statistique des troubles des réflexes pupillaires.

Il y a lieu encore de distinguer trois catégories :

Dans la première, figureront les malades ayant présenté l'affaiblissement ou l'abolition des deux réflexes à la lumière et à l'accommodation.

La seconde comprendra les cas où nous avons noté la dissociation contraire à l'Argyll, c'est-à-dire : diminution ou abolition du réflexe d'accommodation, avec conservation intégrale de la réaction à la lumière.

Nous réunissons enfin dans le troisième groupe les observations d'Argyll.

Affaiblissement ou abolition du réflexe lumineux et du réflexe d'accommodation. — L'affaiblissement ou la perte des deux réflexes est un phénomène assez rare. Nous ne l'avons observé que chez

7 malades, et encore, sur ce nombre, il ne s'est manifesté de façon constante que 3 fois.

La proportion est donc, en comprenant tous les cas 8 p. 100.

Dissociation contraire au signe d'Argyll. — La dissociation contraire à celle à laquelle Argyll-Robertson a donné son nom existe assez fréquemment chez les déments précoces.

Cette dissociation, qui consiste en une diminution ou une abolition du réflexe d'accommodation, avec conservation du réflexe lumineux, est du reste, en général, peu constante.

Nous l'avons notée chez 16 malades. Chez 9 d'entre eux, nous ne l'avons observée qu'une fois, au dernier examen.

Elle consista 7 fois en une diminution du réflexe d'accommodation (observations III, XXV, XXVIII, XXX, XXXVIII, LXIII, LXVIII), et 2 fois en une abolition de ce même réflexe (obs. XLII, XLV).

Chez les 4 malades qui font le sujet des observations XVIII, XX, LII et LXXXIII, ce symptôme a été inconstant : deux fois il y eut simple diminution de la réaction à l'accommodation (obs. XVIII et LXXXIII), et deux fois abolition (obs. XX, et LII). Dans les 4 cas, l'œil redevint normal.

Restent 3 malades, ceux des observations XXI, XLVII, LVIII, qui ont présenté de manière constante, soit la diminution, soit l'abolition du réflexe d'accommodation avec conservation de la réaction à la lumière.

Le pourcentage est donc le suivant (nous croyons devoir faire rentrer dans les cas constants la moitié des cas (soit 4 cas) où cette dissociation n'a existé qu'au dernier examen, et où il nous a, par conséquent, été impossible de savoir si ce symptôme a persisté ou non) :

Dissociation contraire à l'Argyll :

Observée de façon constante dans...	6 p. 100 des cas
— constante ou intermittente...	16,09 — —

Signe d'Argyll-Robertson. — Des troubles oculaires que nous avons observés chez nos malades, le plus intéressant, et aussi le plus important est, sans contredit, l'Argyll.

Il convient toutefois que nous nous expliquions sur ce symptôme.

L'œil du dément précoce n'a aucunement cette allure toute particulière, qu'on observe chez le tabétique.

La dissociation que l'on appelle Argyll ne s'accompagne, le plus fréquemment, d'aucun autre symptôme, et rien ne peut *à priori* faire supposer que tel malade aura de l'Argyll de préférence à tel autre.

Sur les 87 malades que nous avons examinés, 10 ont présenté une dissociation caractérisée par la diminution ou l'abolition du réflexe lumineux, avec conservation intégrale du réflexe d'accommodation.

Fréquemment, nous avons, dans un premier examen, observé la diminution de la réaction à la lumière, et dans un second, l'abolition. Dans tous les cas, cette abolition, une fois établie, a persisté.

Nous sommes obligé, pour la clarté de l'exposition, d'opérer une division en trois groupements :

1° Dans cinq cas, chez les malades étudiés dans les observations I, XI, XLI, LIII et LXVI, nous avons noté dans *tous* nos examens l'Argyll typique : abolition totale du réflexe lumineux, conservation intégrale du réflexe d'accommodation;

2° La perte complète du réflexe lumineux a été précédée d'une diminution de ce même réflexe chez les six déments précoces étudiés dans les observations XV, XXXIV, LVI, LXII, LXXVI et LXXXVII.

Si l'on ajoute les malades de cette catégorie à ceux de la première, cela fait un total de 11 cas, où il y a eu abolition du réflexe lumineux et conservation du réflexe d'accommodation, c'est-à-dire Argyll;

3° Dans cette troisième classe, nous rangeons ceux de nos malades qui, ayant présenté un œil normal au premier examen, ont eu ultérieurement une diminution manifeste et persistante du réflexe à la lumière, avec intégralité de la réaction de convergence.

Nous sommes persuadé que chez ces malades, étudiés dans les observations IV, LV, LIX et LXXXI, l'Argyll n'a pas eu le temps d'évoluer de façon complète, et qu'ultérieurement il y aura chez eux abolition totale de la réaction lumineuse.

Il est à remarquer, du reste, qu'il y a une concordence absolue dans tous les examens où nous avons noté l'Argyll (1).

Quand, à la première observation, il y a eu diminution du réflexe lumineux, aux suivantes nous avons noté l'abolition.

Si, au contraire, le premier examen a donné des résultats normaux, les autres ne laissent percevoir qu'une diminution de la réaction à la lumière. Il est bien probable, comme nous le disions plus haut, que plus tard ce réflexe sera aboli.

A ce sujet, notre dernière observation peut être prise comme type d'une évolution du signe d'Argyll chez un dément précoce :

1er examen			œil normal.			
2e	—	réflexe lumineux	diminué,	réflexe	d'accommodation	normal.
3e	—	—	— aboli.	—	—	—
4e	—	—	— aboli.	—	—	—

En résumé, sur 87 déments précoces, 11 ont un signe d'Argyll Robertson, ce qui donne une proportion de 13,84 p. 100.

(1) Dans un seul cas (observ. XIII), entre deux examens où il y a eu diminution du réflexe lumineux, se trouve un résultat donnant l'œil comme normal. C'est la seule observation qui soit en désaccord avec les autres. Encore est-il possible qu'il se soit glissé une erreur.

Si à ces malades on ajoute ceux qui ont de façon constante offert une diminution du réflexe lumineux, on obtient le chiffre de 15, ce qui donne une proportion de 17,24 p. 100.

Dans un cas, cette diminution du réflexe lumineux a paru intermittente.

On voit que, de tous les troubles oculaires que nous avons observés chez les déments précoces, l'Argyll est, sinon le plus fréquent, du moins le plus constant.

Nous croyons qu'il constitue, dans cette maladie mentale, un symptôme capital.

Cette importance est d'autant plus grande que l'Argyll de la Démence précoce n'est pas lié à la syphilis, qui existe du reste rarement dans les antécédents de ces malades.

Nous en avons acquis la certitude en pratiquant systématiquement, avec Dide, la ponction lombaire chez tous les déments précoces présentant un Argyll. Dans aucun cas nous n'avons observé de lymphocytose.

CHAPITRE V

Pathogénie.

Nous venons de consacrer deux chapitres de ce travail à l'étude comparée des troubles oculaires décrits jusqu'ici dans les intoxications exogènes, les auto-intoxications et les infections, et de ceux observés par nous, au cours de deux années consécutives, chez les déments précoces.

Nous avons essayé, en ce faisant, de remplir un double but :

Nous espérons tout d'abord avoir ainsi contribué à donner à ces symptômes oculaires la valeur qu'ils ont réellement dans la Démence précoce, et qu'on leur a, par ailleurs, largement attribuée dans le tabes et la paralysie générale, en particulier.

En second lieu, nous croyons pouvoir tirer de ces signes oculaires une autre conséquence, en ce qui concerne la pathogénie encore incertaine de la Démence précoce.

Nous estimons, en effet, que l'analogie qui existe, dans la plupart des cas, entre les perturbations oculaires causées par les intoxications, les auto-intoxications et les infections d'une part, — et celles observées par nous dans la démence précoce d'autre part, est une preuve nouvelle que l'origine de cette maladie mentale doit être recherchée dans une toxi-infection.

Dans le chapitre premier de ce travail, où nous avons sommairement exposé l'état des idées actuelles à ce sujet, nous avons déjà conclu à l'origine accidentelle de la Démence précoce. Envisageant la possibilité d'une auto-intoxication d'origine sexuelle, nous avons démontré le peu de probabilité d'une telle hypothèse, et nous avons ajouté que l'auto-intoxication qui agit au début de la Démence précoce, est très vraisemblablement, selon nous, d'origine intestinale.

Ce chapitre V sera consacré : d'abord à l'exposé rapide du mécanisme, tel que nous le concevons, de l'auto-intoxication intestinale ; — ensuite à l'étude des principaux faits sur lesquels nous nous appuyons pour justifier cette conception.

AUTO-INTOXICATION INTESTINALE

Avant d'aborder le premier point, on nous permettra de citer ici l'opinion du professeur Bouchard sur les auto-intoxications : il compare l'organisme à « un laboratoire de poisons ».

« Parmi ceux-ci, dit-il, les uns sont fournis par l'organisme lui-même, les autres par des microbes, végétaux inférieurs, qui sont, ou bien les commensaux, les habitants naturels du tube digestif, ou bien des parasites d'occasion morbigènes.

« Ainsi, l'homme est constamment sous une menace d'empoisonnement; il travaille à chaque instant à sa propre destruction; il fait d'incessantes tentatives de suicide par auto-intoxication. »

L'intestin est donc encombré de produits toxiques, les uns sécrétés par les glandes de l'économie, par le fonctionnement des muscles du cerveau, — véritables déchets de la vie, — les autres apportés de l'extérieur avec les aliments, ou résultant de l'existence même des microbes, hôtes et parasites du tube digestif.

La majeure partie de ces substances toxiques est éliminée par l'intestin lui-même; du reste, à l'état normal, les microbes ne sont pas virulents, et leurs diastases sont inoffensives.

Quant aux toxines résultant de la vie de l'individu elles sont, pour la plupart, éliminées par les organes spécialement chargés de leur destruction.

C'est ainsi que l'organisme sain se débarrasse facilement des poisons qu'il recèle.

Il n'en est plus de même lorsque l'intestin vient à être lésé.

Supposons que, pour une raison quelconque : perturbation du chimisme intestinal, exaltation des microbes du tube digestif, élimination insuffisante des toxines, supposons que la lésion intestinale existe.

Immédiatement passeront en grande abondance dans le sang toxines et microbes que ne retient plus une muqueuse impuissante. Ces toxines sont nuisibles, ces microbes ont une vitalité excessive.

Evidemment, le foie est là, qui veille. S'il est sain, il tentera d'arrêter cette invasion qui menace d'infecter le sang, d'intoxiquer l'individu; il cherchera à débarrasser ce sang des produits nuisibles qu'il contient. Ainsi, pendant un certain temps, le mal sera endigué ; mais viendra fatalement le moment où le foie sera incapable de s'opposer plus longtemps à la progression de l'infection causée par la lésion intestinale : le sang contiendra des microbes, des toxines nuisibles, il sera infecté.

Du reste, le foie n'arrête que très imparfaitement les produits nuisibles que laisse passer l'intestin.

On sait que de nombreuses substances médicamenteuses passent rapidement de l'intestin dans le sang. De récentes expériences dues à Nocard, et faites sur des animaux, ont montré que les microbes de l'intestin passent normalement dans le sang au moment de la phase active de la digestion; ils sont d'ailleurs rapidement éliminés.

Nous avons jusqu'ici supposé que le foie était sain. — Cette hypothèse est fausse dans la majeure partie des cas. Nous avons en effet montré dans le chapitre premier combien sont fréquentes les lésions de dégénérescence hépatique chez les déments précoces.

Alors, avec un foie malade, ou vite annihilé, les microbes et les toxines que n'arrête plus un intestin intact, trouvent le champ libre.

Le sang est souillé, et va charrier partout des substances nuisibles.

Ces toxines se porteront tout naturellement sur l'organe qui semblera présenter la plus faible défense à leurs attaques, sur l'organe de moindre résistance.

C'est alors qu'intervient la prédisposition héréditaire.

Evidemment, dans les mêmes circonstances, les uns font de la démence et les autres n'en font pas.

Les premiers sont même heureusement l'exception, ce qui semble indiquer qu'en général le système nerveux est l'organe qui résiste le mieux aux poisons.

Mais cela ne veut pas dire que ce soit toujours le cerveau qui sera le dernier atteint.

Chez certains, l'auto-intoxication portera ses coups sur le rein, parce que c'est l'organe le plus facile, et ceux-là feront de la néphrite ; chez d'autres, des prédisposés du foie, on observera de la cirrhose ; chez d'autres enfin, dont le système nerveux n'a pas une résistance aussi considérable que les autres organes, la démence évoluera.

Il peut aussi y avoir une progression, la lésion commençant par l'organe le plus faible, et se portant ensuite successivement sur ceux qui présentent une résistance moindre, mais cela ne veut pas dire que le cerveau doive toujours être attaqué le dernier. Nous estimons, et nous nous efforcerons de prouver, dans la suite de ce chapitre, que, précisément dans la Démence précoce, la lésion cérébrale est souvent la première.

Et c'est ainsi que rentreront dans le cadre de la pathologie générale des malades qu'on a jusqu'ici considérés comme « à part », et du ressort du seul spécialiste.

FAITS QUI SONT EN FAVEUR DE L'AUTO-INTOXICATION INTESTINALE

Nous allons maintenant entreprendre l'étude de faits sur lesquels nous croyons pouvoir étayer la conception que nous venons d'exposer.

Nous tenons tout d'abord à rappeler que Séglas (1) a rapporté l'observation d'un malade chez qui ont évolué parallèlement une auto-intoxication d'origine gastro-intestinale et des troubles mentaux caractérisés par un état de mélancolie anxieuse d'abord, de confusion mentale ensuite. Pour ce psychiâtre, mé-

(1) Séglas, Auto-intoxication et délire. *Presse médicale*, 31 décembre 1889.

lancolie et confusion mentale relèvent de l'auto-intoxication ; l'évolution des troubles cérébraux a paru subordonnée à celle de l'auto-intoxication ; le passage de la mélancolie à la confusion mentale s'est produit à l'occasion d'une augmentation d'intensité de l'auto-intoxication ; lorsque celle-ci a été en décroissance, la physionomie clinique des manifestations délirantes s'est modifiée à son tour, et la confusion mentale a cédé la place à la mélancolie ; enfin, tandis que les fonctions gastro-intestinales sont redevenues normales, les désordres intellectuels ont disparu.

Dans le même ordre d'idées, Meyer, qui a observé dans cinq cas de psychoses par auto-intoxication des lésions intestinales graves, admet une auto-intoxication gastro-intestinale.

Enfin Marro (1) estime que les symptômes d'invasion de l'hébéphrénie, et tend à prouver qu'on peut imputer la cause de cette maladie à un processus d'auto-intoxication par des troubles des voies gastriques.

Ceci posé, nous abordons le premier point de notre argumentation.

1° *Argument tiré de la similitude des symptômes oculaires dans les intoxications et les infections dans la démence précoce.* — La similitude des troubles oculaires dans les intoxications, les auto-

(1) *Progrès médical*, 18 août 1900, p. 123.

intoxications et la Démence précoce nous fournissent notre premier point.

Cette identité des symptômes dans l'apparente diversité de leur origine n'indique-t-elle pas précisément que cette origine est commune?

Le processus infectieux ou toxique, n'agissant pas directement, mais par l'intermédiaire de l'intestin, nous semble expliquer logiquement que des causes, à première vue dissemblables, produisent des résultats identiques.

Du reste, en dehors des troubles oculaires, n'observe-t-on pas des perturbations mentales dans la fièvre typhoïde, qui est une maladie infectieuse et dans le saturnisme qui est une intoxication par le plomb ? — Dans le premier cas, c'est un agent biologique qui est la cause de la lésion intestinale ; dans le second cas, c'est un agent chimique.

La lésion intestinale une fois produite par le mécanisme indiqué au début de ce chapitre, la perturbation cérébrale se fait identique.

2° *Argument tiré de la formule urinaire*. — Notre second argument est tiré de la formule urinaire donnée pour la première fois par Dide et confirmée par Deny.

Rappelons brièvement cette formule ; il y a :

— Diminution de la quantité d'urine émise dans les 24 heures ;

— Densité supérieure à la normale.

— Diminution de la quantité d'urée excrétée dans les 24 heures;

— Augmentation des chlorures;

— Enfin l'albuminurie même intermittente est exceptionnelle.

La diminution de la quantité d'urée excrétée dans les 24 heures est une preuve que la dépuration est insuffisante, et le fait que l'albuminurie même intermittente est exceptionnelle montre que cette insuffisance ne vient pas d'une lésion rénale, car si le rein était atteint, il y aurait de l'albumine dans les urines.

Puisque la cause des troubles urinaires n'est pas dans le rein, il faut la chercher ailleurs, et nous estimons que ces troubles s'expliquent fort bien par une lésion intestinale entraînant avec elle, et après elle, une perturbation du foie.

3° ***Argument tiré de la fréquence de la tuberculose chez les déments précoces.*** — En troisième lieu, nous avons remarqué que la tuberculose est très fréquente dans la Démence précoce, et que cette fréquence a été déjà signalée par un grand nombre d'auteur.

Tout récemment encore Dide est arrivé aux résultats suivants : sur 37 déments précoces, 21 sont tuberculeux, soit 56,75 p. 100, plus de la moitié, sans compter ceux chez lesquels les lésions n'ont pas eu le temps, peut-être, d'évoluer.

Considérant ces résultats, Dide s'exprime ainsi :

« On voit combien est fréquente la tuberculose dans la Démence précoce. Déjà, en 1901, j'avais montré la possibilité de la réaction à la tuberculine de jeunes malades déprimés, chez lesquels la clinique ne permettait pas de soupçonner l'existence de cette infection chronique.

« Je ne puis m'empêcher de considérer que l'extrême fréquence de la tuberculose chez les déments précoces permet de penser que cette infection joue un rôle pathogénique dans la production de cette psychose. »

Or, comment expliquer ce rôle de la tuberculose comme cause de démence, sinon en faisant intervenir l'auto-intoxication gastro-intestinale.

Un individu a du bacille de Koch dans son intestin. Cet intestin, pour des raisons diverses, vient à être lésé et laisse passer dans le sang le microbe de la tuberculose.

Or, cet individu a, héréditairement, un poumon sain et un cerveau débile. Le bacille de Koch, et les toxines qu'il sécrète, sans compter les auto-toxines de l'économie, vont s'attaquer au cerveau, et ainsi évoluera la démence. Ce dément, on l'enferme dans un asile. Là, il s'affaiblit de plus en plus, et le poumon, qui jusque-là avait résisté, se laisse à son tour entamer par l'auto-infection.

C'est alors seulement qu'apparaissent les signes cliniques de la tuberculose pulmonaire.

Il n'en est pas moins vrai que la démence a été la première manifestation de l'infection tuberculeuse.

Cette idée, que la tuberculose peut créer l'aliénation mentale, a déjà été émise.

En 1901, La Bonnardière a établi les rapports qui semblent exister entre ces deux maladies.

Répondant à cette idée que tous les tuberculeux ne deviennent pas aliénés, il constate que si, dans beaucoup de cas, on peut observer, chez le tuberculeux aliéné, des atteintes antérieures, il ne paraît pas trop audacieux de concevoir des cas où l'emprise sera d'abord cérébrale. Rien ne peut établir que le cerveau doit être toujours touché en dernier lieu.

La Bonnardière conclut que de jour en jour s'affirme la doctrine qui dit qu'un état infectieux peut engendrer des troubles mentaux; il s'élève à juste titre contre la conception de fatalités mystérieuses qui pèsent sur les individus et condamnent le médecin à l'inaction, alors qu'un traitement utile pourrait peut-être sauver le malade de la démence.

Nous croyons donc que la tuberculose est une cause fréquente de la démence, et nous estimons que cette cause ne peut agir que par l'intermédiaire de l'intestin. Nous admettons en outre que le bacille de Koch et ses toxines sont aidés dans leur œuvre destructive par les autres substances toxiques que laisse en même temps qu'eux passer l'intestin.

Il est à remarquer en effet qu'à l'autopsie on ne

trouve jamais de bacille de Koch dans le cerveau ?

A ce sujet, on nous permettra de citer l'opinion du professeur D'Abundo.

Pour cet auteur :

« L'interprétation de la symptomatologie des neuro-pathologies toxiques est facilitée puissamment par la considération suivante, dont il faut tenir un très grand compte. »

D'Abundo admet ce qu'il appelle les intoxications secondaires, qui sont créées par le trouble apporté par l'infection primitive.

« Il faut, — dit-il, — tenir compte de ces considérations, autant dans les psychoses toxiques aiguës que dans les chroniques. »

Il croit même que ces intoxications secondaires peuvent se substituer à la cause primitive, et il ajoute :

« Il est démontré que, pour obtenir, par exemple, un sérum curatif complet, il n'est pas suffisant qu'il contienne un élément chimique capable de neutraliser ou de détruire les toxines des agents morphologiques pathogènes par lesquels s'explique la maladie. »

Il nous semble que les idées de D'Abundo sur les auto-intoxications concordent admirablement avec la conception que nous avons exposée.

4° *Argument tiré des dermato-psychies.* — Nous avons décrit au chapitre III de ce travail les dermato-psychies signalées par Dide, le pseudo-œdème, le purpura, les érythèmes polymorphés.

En outre, dans de nombreuses observations, nous avons minutieusement noté les troubles trophiques observés pour ainsi dire jour par jour.

Or, ces troubles trophiques, ces éruptions ne sont pas la spécialité de la Démence précoce. On les observe dans toutes les infections.

Et il nous semble très intéressant de citer à ce sujet l'opinion d'un dermatologiste, le docteur Paul Raymond, professeur à la Faculté de médecine de Montpellier. Voici en quels termes il s'exprime :

« Les érythèmes, quels qu'ils soient, ne sont que des symptômes : ils n'ont qu'une valeur séméiologique, car ils ne sont, sur la peau, que la signature d'un état général infectieux, ou, pour généraliser, toxique, l'infection n'étant, à tout prendre, qu'une forme de toxémie.

« Loin donc de décrire comme des maladies spéciales les érythèmes maculeux, papuleux, polymorphes ou autres, accompagnés de symptômes généraux, de complications viscérales, il faut retourner les termes de la question et décrire des maladies infectieuses, classées ou non, qui donnent naissance à des érythèmes au même titre, qu'elles s'accompagnent de fièvre ou se compliquent de lésions viscérales.

« Les érythèmes sont donc des toxidermies, et toute maladie infectieuse semble pouvoir leur donner naissance.

« Nous connaissons les éruptions érythémateuses des fièvres éruptives, de la vaccine, de la fièvre typhoïde, du typhus, de la colibacillose, du choléra, du rhumatisme, de la blennorragie, de la grippe, de la streptococcie, de la diphtérie, de la pneumonie, de différents états infectieux ou toxiques, septicémie, ictère grave, urémie.

« D'autres érythèmes me paraissent avoir été mal interprétés, et il est vraisemblable que les prétendues fièvres éruptives qui se compliquent entre elles, que les rougeoles et les scarlatines qui viennent évoluer chez des typhiques ne sont que des éruptions érythémateuses rubéoliformes ou scarlatiniformes dues à la maladie première, j'en dirai autant de la prétendue scarlatine des femmes en couches qui n'est qu'un érythème du puerpérisme.

« Dans la tuberculose comme dans la syphilis, les manifestations internes sont déterminées par l'action d'agents infectieux. »

A côté de cette opinion, mentionnons que Róger a décrit des érythèmes qui surviennent au cours des affections gastro-intestinales, notamment du purpura, et que, pour cet auteur, une simple indigestion suffit pour produire ces troubles. Il les a fréquemment observés après l'ingestion d'aliments avariés, et a noté aussi que l'éruption cutanée coexiste souvent avec des troubles pupillaires.

Il nous est dès lors permis de conclure que les

érythèmes et les éruptions de purpura notamment, observés chez les déments précoces, sont une nouvelle preuve de l'auto-infection.

Nous ferons remarquer maintenant que les troubles mentaux ont fréquemment diminué chez nos malades en même temps que disparaissaient les dermatopsychies, et que, chez tous les déments précoces guéris, ces troubles trophiques n'existaient plus lors de la guérison.

Or quel est le traitement qui, appliqué chez ces malades, a amené la guérison? — Il se résume en deux mots : le lait et le lit.

Le lait agit en supprimant la principale cause de l'auto-infection intestinale, l'alimentation.

Le lit agit lui aussi en supprimant une autre cause d'auto-intoxication intestinale : la formation des toxines dues à l'activité de la vie, et en particulier aux contractions musculaires.

Ce qui prouve bien que c'est en agissant sur le seul intestin qu'on guérit la démence. Il semble dès lors logique d'admettre que c'est une auto-intoxication intestinale qui est la cause de cette maladie mentale (1).

Ce traitement par le lait et le lit n'est pas du reste spécial à la Démence précoce. Il est employé dans

(1) Ajoutons que le dermographisme, noté fréquemment chez les déments précoces, est aussi un symptôme d'infection, et que, pour Lundberg, le négativisme et la catatonie sont dus à l'action sur les muscles striés des toxines formées par les échanges nutritifs.

la plupart des infections,et fréquemment on y ajoute par surcroît l'antisepsie intestinale.

C'est évidemment reconnaître que c'est la lésion intestinale qui est cause de la maladie, puisqu'on traite cette maladie en agissant presque uniquement sur l'intestin.

Si l'on veille si soigneusement à ce qu'il soit évacué, nettoyé, et ménagé, c'est parce qu'on craint que, laissant passer toxines et microbes, il ne prolonge la durée de l'état infectieux.

5° *Argument tiré du surmenage.* — On sait combien fréquemment les accidents cérébraux surviennent à la suite d'excès physiques et aussi de soucis, de travail intellectuel exagéré, en un mot de surmenage.

Nous citerons à ce propos quelques passages de l'étude de Boigey sur la neurasthénie. Voici ce qu'il écrit, à propos du surmenage :

« C'est une cause importante d'auto-intoxication. Normalement, le jeu des organes ne s'exécute que grâce à l'usure de la matière vivante, dont les déchets sont éliminés au fur et à mesure de leur production.

« Dès qu'il y a surmenage, les phénomènes de destruction de la matière vivante l'emporten sur les phénomènes de désassimilation. L'équilibre entre la production des poisons organiques et leur élimination est rompu, il y a rétention toxique.

« Et il ne s'agit pas ici seulement du surmenage physique, mais également du surmenage intellectuel. BAIN a dit que la pensée épuisait la substance nerveuse aussi infailliblement que la marche épuise les muscles. C'est absolument exact. La courbature cérébrale existe, comme la courbature musculaire, après un travail intellectuel intense, mais surtout après la mise en jeu de passions violentes ou dépressives.

« Toutes ces causes provoquent une lente auto-intoxication; elles empêchent l'organisme de lutter, en retardant l'évacuation rapide des produits nuisibles.

« On constate alors l'existence des troubles digestifs les plus variés. »

Il serait difficile de désirer une opinion qui concorde mieux avec la conception que nous avons nous-même de l'auto-intoxication intestinale.

Remarquons encore que, dans le traitement des infections en général, rentre, avec la résolution musculaire la plus complète possible, l'abolition du travail intellectuel, ce qui est la confirmation pratique de la théorie énoncée ci-dessus.

6° *Argument tiré de l'hématologie.* — Rappelons enfin les résultats fournis par les recherches hématologiques de DIDE.

Il a constaté l'augmentation des polynucléaires et des éosinophiles. C'est là la signature d'une infection chronique.

Nous rapprocherons de cette infection sanguine ce fait que le professeur D'ABUNDO, en 1894, a constaté chez des malades atteints de « délire aigu » la présence dans le sang du coli-bacille, et a, dès cette époque, établi des relations de cause à effet entre ces germes et les phénomènes d'excitation. N'oublions pas que le coli-bacille est le microbe habituel de l'intestin; il semble donc bien que ce soit l'intestin qui cause cette maladie.

Nous pensons qu'il y a des recherches à diriger dans ce sens.

Tels sont les faits sur lesquels nous croyons pouvoir établir la pathogénie de la Démence précoce telle que nous l'avons exposée. Il nous paraît que cette conception de l'auto-intoxication intestinale, si elle n'est pas à l'abri de toute critique, donne, tout au moins, à l'esprit une explication, qui nous semble rationnelle, de troubles auxquels il serait peut-être difficile d'assigner une autre origine.

CONCLUSIONS

I. Il existe une psychose, décrite jusqu'ici sous le nom de Démence précoce, et qui est caractérisée par un affaiblissement progressif des facultés intellectuelles, survenant sur des sujets jeunes, jusqu'alors normaux.

II. Nous avons examiné au point de vue oculaire 87 malades atteints de cette psychose, et nous avons obtenu les résultats suivants.

Il convient de diviser en deux groupes les troubles oculaires observés chez les déments précoces.

Il y a, en effet, des symptômes constants et des symptômes passagers.

a) Dans la catégorie des signes constants, l'Argyll occupe le premier rang, avec la proportion de 17, 2 p. 100. Viennent ensuite, par ordre de fréquence : la congestion de la papille, la décoloration, la mydriase, l'inégalité pupillaire, la dissociation contraire à l'Argyll et, en dernier lieu, le myosis.

b) Dans le groupe des manifestations oculaires transitoires, la statistique faite également par ordre de fréquence, en comprenant dans le total de chaque symptôme les cas où il y eut persistance et ceux où le trouble ne fut que passager, donne les résultats suivants.

Congestion de la papille...............	36,8	p. 100
Mydriase............................	30	—
Inégalité pupillaire.....................	29	—
Décoloration de la papille............	25,3	—
Argyll................................	17,24	—
Dissociation contraire à l'Argyll........	16,09	—
Myosis...............................	9,27	—
Diminution des réflexes lumineux et d'accommodation.....................	8	—

III. La ponction lombaire, pratiquée chez les malades présentant de l'Argyll, a permis de constater dans tous les cas l'absence de lymphocytose.

IV. Considérant l'analogie qui existe entre les manifestations oculaires que nous avons observées dans la Démence précoce, et celles que nous avons recueillies dans les intoxications, auto-intoxications et infections, nous admettons comme probable l'origine toxi-infectieuse de cette maladie mentale.

V. Les raisons énumérées au cours de ce travail et tirées de faits observés par nous ou par les divers auteurs qui se sont occupés de la Démence précoce, en particulier par Dide, nous permettent de penser que la cause de cette psychose est probablement une auto-intoxication d'origine intestinale.

VI. En conséquence, et considérant aussi que le

terme de Démence précoce prête à l'équivoque et à la controverse, nous pensons qu'il serait peut-être bon de donner à la maladie mentale, qu'il représente, la dénomination, proposée par DIDE, de psychose toxi-infectieuse subaiguë ou chronique.

BIBLIOGRAPHIE

ABUNDO (G. D'). — Les intoxications et les infections dans les maladies mentales et les névropathies. *Presse médicale*, 3 novembre 1900, p. 317.

ALEXANDER. — Cécité après la coqueluche. *Deutsch. med. Woch.*, 1888, p. 204.

ANGELUCCI. — La névrite optique aiguë par uricémie. *Revue générale d'Ophtalmologie*, juillet 1899, p. 289.

ANTONELLI (A.). — Neurite ottica papillare e retrobulbare da influenza (osservazioni cliniche e considerazione). *Annali di Ottalmologia*, 1892, p. 119.

— — Névrite optique et choriorétinite pigmentaire binoculaire, suite de fièvres pernicieuses des pays chauds. *Presse médicale*, mai 1898, p. 263.

— — Lésions oculaires congénitales chez un enfant issu de mère atteinte de fièvre typhoïde grave vers la fin de sa grossesse. *Soc. d'Opht. de Paris*, 9 janvier; *Presse médicale*, 27 janvier 1900.

— — Les névrites optiques au cours des infections aiguës. *Archives d'ophtalmologie*, novembre 1904, p. 732.

AYRES. — Ischémie de la rétine (1er cas dans un accès de fièvre ; 2e cas dans un érysipèle). *Archiv. f. Opht.*, XV, I, rés. in *R. G. O.*, 1886, p. 315. (1)

BADAL et FAGES. — Complications oculaires de la grippe. *Arch. d'Opht.*, 1890, p. 418.

(1) R. G. O. désigne la *Revue générale d'ophtalmologie*.

Bagot. — Atrophie papillaire d'origine paludéenne. *Ann. d'ocul.*, nov. 1892.

Barabaschneff. — Effets toxiques du salicylate de soude. *La Clinique ophtalmologique*, 10 avril 1897.

Benson (de Dublin). — Obscurcissement temporaire et récurrent de la vision avec troubles ophtalmoscopiques pendant l'accès paludéen. 8e Congrès internat. d'opht., Edimbourg, août 1894, *R. G. O.*, 1894.

— — Un cas de névrite optique chez une malade atteinte de carcinome du sein. *Brit. med. Journ.*, 13 avril 1902, p. 885.

Berger. — Les maladies des yeux dans leurs rapports avec la pathologie générale. Paris, 1892.

Bergmann. — Jubilœums der Vereins des Aerzte des Rey. Bei. Dusseldorf. Edit. Wiesbaden.

Bergmeister. — Un cas de paralysie de l'accommodation et deux cas de névrite rétrobulbaire dans l'influenza. *Intern. klin. Rundschau*, 1890, rés. in *R. G. O.*, 1890, p. 335.

Bichelonne (H.). — Contribution à l'étude des névrites optiques d'origine infectieuse. *Ann. d'Ocul.*, t. CXXXII, liv. V, p. 352.

Birsch-Hirschfeld (A.). — Un cas d'amblyopie nicotinique, *Von Graefe's Archiv. fur Ophtalmologie*, vol L. III, t. I, oct. 1901, p. 79.

Blanchard. — Atrophie double de la papille consécutive aux oreillons. *Bulletin médical*, 6 décembre 1899.

Boigey (Maurice). — La neurasthénie dans l'armée. *Revue neurologique*, 30 oct. 1904, p. 1035.

Bono. — Nouvelles recherches sur la genèse de l'amaurose quinique. *Archivio di Ottalmologia*, vol. VI, fasc. 11-12; p. 098.

BOUCHER. — Amblyopie d'origine cérébrale dans la rougeole. *Rev. d'Ophtalm.*, 1888, p. 330.

BRAINE-HARTNELL. — Névrite optique double dans la fièvre typhoïde. *British med. Journ.*, 29 mai, rés. in *Ann. d'Ocul.*, 1897, 2e sem., p. 454, 1897.

BRAUNSTEIN. — Les affections des yeux dans l'influenza. *Westnik Ophtalm.*, nov. déc. (en russe), rés. in *R. G. O.*, 1891, p. 184.

BRISSAUD. — La Catalepsie symptomatique. *Progrès médical*, 1903, n° 1.

BROSE. — Amaurose toxique. *Archives of Ophtalmology*, vol. XXVIII, n° 4.

— — Névrite rétrobulbaire, suite d'une intoxication iodoformique. *Archives of Ophtalmology*, vol. XXIX, n° 3, pp. 280-293.

BRUNTON. — Le visage et la pupille dans la névrite alcoolique. *Brit. med. Journal*, 1er décembre 1900.

BUMKE. — Recherches sur la pupille dans les psychoses fonctionnelles. *Archiv. f. Psychiatrie*, t. XXXVII, f. 2, p. 656 (U. Pupillenuntersuchunden bei fonctionnellen Psychosen.)

BYLSMA. — Parésie de l'accommodation à la suite de l'empoisonnement par les saucisses. *Zeitschrifft fur Augenheilkunde*, juin 1901, p. 442.

CVRRERAS D'ARAGO. — La Rougeole et ses diverses manifestations oculaires. *Revista de Ciencias medicas*, rés. in *Revue générale d'Ophtalm.*, 1882, p. 506.

CHENAIS (Louis). — Recherches sur les symptômes physiques de la Démence précoce à forme catatonique. Thèse de Paris, 1902.

CHEVALIER. — Névrite optique consécutive à l'intoxication saturnine. *Société française d'Ophtalmologie*, 1903.

CHRISTINA. — De la Démence précoce des jeunes gens. *Ann. méd.-psych.*, 1899.

CLAUS. — Catatonie et stupeur. Congrès de Bruxelles, 1903.

J.-C. CLEMESPA. — Névrite périphérique avec névrite optique consécutive au lavage d'un estomac dilaté. *The New-York medical Journal*, 25 juin 1898.

COGIN. — Névrite optique dans la rougeole. *Americ. Journ. of Opht.*, janvier 1890.

DELACROIX. — Complications oculaires de l'influenza. Reims, 1890. Rés. in *R. G. O.*, 1890, p. 418.

DENEFFE. — De la névrite rétro-bulbaire alcoolique dans l'antiquité. *Janus*, 1902, t. VII, p. 634.

DENTI. — L'influenza et les maladies oculaires. *Bolletino della Poliambulanza.* Rés. in *Ann. d'Oc.*, 2e sem., p. 99, 1890.

DENY. — Des démences vésaniques. Congrès de Paris, août 1904.

DENY et ROY. — La Démence précoce. Actualités médicales, 1903.

DERAIN. — Amblyopies et amauroses consécutives aux hémorragies gastro-intestinales. Th. de Lyon, 1900.

DESPAGNET. — De l'atrophie du nerf optique dans l'érysipèle. *Recueil d'Ophtalm.*, 1880, p. 716.

— — Amaurose dans la rougeole. *Rev. d'Ophtalm.*, 1888.

DIANOUX. — Troubles oculaires du diabète. *A. O.*, octobre 1898, p. 248.

DIDE et CHENAIS. — Recherches urologiques et hématologiques dans la Démence précoce. *Annales médico-psychologiques*, décembre 1902.

DIDE. — Le pseudo-œdème catatonique. *Nouvelle Iconographie de la Salpêtrière*, an. XVI, n° 6, pp. 347-369, novembre-décembre 1903.

DIDE. — Dermato-psychies. *Bulletin de la Société scientifique et médicale de l'Ouest*, t. XIII, nº 3, 1904.

DOR (H.). — Névrite optique ourlienne. Société des sc. méd. de Lyon, séance du 28 février, et Congrès international de médecine de Paris, séance du 4 août. *Lyon médical*, 1900, nº 15, p. 521.

DOWLING. — L'amblyopie tabagique des buveurs modérés et des abstinents. *Journal of the american medical Association* et *Brit. Med. Journal*, 1900, p. 113.

DUCKWORTH (SIR DYCE). — Sur les troubles mentaux qui sont sous la dépendance de la toxémie. *The Journal of mental Sciences*, avril 1901.

DUFAUT. — Contribution à l'étude de l'atrophie du nerf optique à la suite de l'érysipèle de la face. *Un. méd.*, 1886, p. 1002.

ELIASBERG. — Amaurose quinique. Congrès de Moscou, 1897.

EPERON. — Névrite rétrobulbaire consécutive à l'influenza. *Prog. méd.*, 1890, décembre, p. 471.

ESQUIROL. — Maladies mentales, 1838.

FAGE. — La névrite optique consécutive à la rougeole. *A. O.*, t. CXXVIII, livre I, p. 17.

FÉGER. — Les intoxications médicamenteuses par la belladone. *Berliner klin. Wochenschrift*, 8 août 1904, p. 855.

FERNANDEZ (de la Havane). — De la cécité dans la fièvre jaune. *Arch. für Augenheilkunde*, vol. XII, 1er p., 1883, p. 92.

FERNANDEZ (SANTOS). — Amblyopie par névrite périphérique due à une auto-intoxication d'origine intestinale par défaut d'alimentation. *A. O.*, 1900, vol. II, p. 147.

FRIEDENWALD. — Hémianopsie consécutive à l'intoxication

par le gaz d'éclairage. *Archives of Ophtalmology*, vol. XXIX, nº 3, pp. 294-296.

GALEZOWSKI. — Des affections oculaires de l'érisypèle. *Recueil d'ophtalmologie*, juillet 1876.

— — Des affections oculaires rhumatismales. *Journal de Thérapeutique*, 1883, nº 24.

GALEZOWSKI et DAGUENET. — Affections oculaires (1886), p. 720.

GALLAVARDIN. — Complications nerveuses des oreillons. *Gaz. des Hôp.*, 17 décembre 1898.

GAMBLE. — Névrite optique double au cours de la coqueluche. *Archives of Ophtalmology*, vol. XXXII, nº 4, p. 359.

GAUVER (H. DE) — Manifestations oculaires de l'épilepsie. *A. O.*, août 1897, p. 98.

GORECKI.— Manifestations oculaires de l'influenza. *Société d'Opht.*, séance du 7 janvier. *Rec. d'Opht.*, nº 1, p. 6, et *R. G. O.*, 1890, p. 285.

GUDDEN (H.) — De la réaction des pupilles dans les états d'ivresse, et de son importance médico-légale. *Neurolog. Centralbl.*, XIX, 1900.

GUÉRIN. — Manifestations oculaires du vanillisme. *Archives de Médecine navale et coloniale.*

HANSEN. — Un cas de névrite rétrobulbaire aiguë (dans l'influenza). *Nordisk opthalmologisk Titsskrift*, III, 2, rés. in *R. G. O.*, 1890 p. 450.

HARTNELL. — Névrite optique double dans la fièvre typhoïde. *Brit. Med. Journal*, 29 mars 1897.

HESSBERG. — Troubles oculaires consécutifs à l'infiuenza. *Festschrifft zin Feier des 5o jährigen.*

HILBERT. — Perceptions colorées subjectives causées par certaines substances toxiques. *Archives of Ophtalmology*, vol. XXVI, nº 2.

HODGES. — Amaurose dans la scarlatine. *Opht. Review*, IV, 1887 p. 296.

HOESCH. — Ueber Erkrankrüngen des Gefaesswandungen in der Retina inbesondere in Folge von Erysipelas faciei. Inaug. Dissert. Berlin, 1881.

HOLDEN. — Des amblyopies consécutives aux hémorragies abondantes et à l'ingestion d'alcool méthylique. *Archives of Ophtalmology*, vol. XXVIII, fasc. 2, p. 125.

HUTCHINSON fils. — Névrite rétrobulbaire dans la varicelle. *Ophtal Rev.*, septembre 1886.

JACOBI. — Amaurose dans la coqueluche. *N.-York med. journ.*, n° 2, 1891.

JACOBSON. — Beziehüngen der Veranderüngen ünd Krankheiten des Sehorgan zü Allgemeinleiden ünd Organerkrankügen (Rapports des altérations et des maladies des yeux avec les maladies générales et les maladies des autres organes). Leipzig, 1885.

JACQUEAU. — Les amblyopies d'origine hépatique. *Société d'Ophtalmologie de Paris*, 8 avril 1902.

KELLER. — Otite moyenne et névrite optique dans la rougeole. *Monatschr. f. Ohrenh.*, n° 6, 1888.

KLIPPEL et LHERMITTE. — Démence précoce. Anatomie pathologique et pathogénie. *Rev. de Psychiâtrie*, 1904, n° 4.

KOENIG. — Névrite optique consécutive à une fièvre typhoïde. *A. O.*, 1900, vol. I, p. 132.

— — Névrite optique consécutive à la fièvre typhoïde. *Soc. d'opht. de Paris*, 9 janvier. *Presse médicale*, 27 janvier 1900.

KOENIG (W. J.). — Sur les anomalies pupillaires chez les enfants idiots. *The Journal of mental Science*, juillet 1900.

KOENIGSTEIN. — Névrite rétrobulbaire dans l'influenza.

Wien. med. Blatt., t. XIII, et *Mercredi médical*, 1890.

Kopff. — Névrite optique double, d'origine grippale, suivie de guérison. Congrès international de médecine. Paris, 4 août, *Bulletin médical*, 22 août, et *Ann. d'Oculist.*, août 1900.

Kroepelin. — Traité de psychiâtrie, 1904, 2e éd.

La Bonnardière (L.) — Rapports de l'aliénation mentale et de la tuberculose. Thèse de Lyon, 1901.

Landesberg. — Névrite optique dans la coqueluche. *Méd. and chirurg. Report*, 8 septembre 1880.

Landesberg. — Troubles oculaires après l'influenza. *Centralbl. f. Augenh.*, mai rés. in *R. G. O*, p. 418, 1890.

Lantsheere (de). — Intoxication saturnine et affections oculaires. *Société belge d'Ophtalmologie*, séance du 26 nov. 1899.

Latone (G.). — Névrite optique due à la goutte. *Archivio di Ottalmologia*, janvier 1898.

Lawford. — Double névrite optique dans un cas de purpura. *Opht. Soc.*, janvier 1882.

Laudenheimer (R.). — Des troubles nerveux et psychiques chez les travailleurs de caoutchouc. *Neurolog. Centralblatt*, XVIII, 1898.

Lebeau. — Névrite optique double après l'influenza. *Ann. d'Oculist.*, 1891.

Leber et Deutschmann. — Atrophie des nerfs optiques, suite de fièvre typhoïde. *Klin. opht. Miscell.*, *Arch. f. Opht.*, t. XXVII, I, p. 272, 1881.

Lee. — Névrite optique consécutive à la grippe. *Liverpool Méd. chir. Journal*, janvier 1892.

Leprince (A.) — Troubles oculaires méningitiques. *A. O.* t. CXXVII, liv. 3, p. 207.

Leprince (A.) — Affections cornéennes et iriennes d'origine palustre. *A. O.* t. CXXV, liv. 5, mai 1901, p. 354.

Le Roux. — Complications oculaires des oreillons. *Archives d'Ophtalmologie*, octobre 1903.

Levrier. — Accidents oculaires dans les fièvres intermittentes. Th. de Paris, 1879.

Lundborg (H.). — Contribution à l'analyse clinique de l'état de négation (négativisme) chez les aliénés. *Centralbl. f. Nervenheilk.*, XXV, N. F., XIII, 1902.

Macnamara. — Névrite optique dans l'influenza. *Ann. d'Ocul.*, 2e p., p. 208, 1891.

Magnan et Legrain. — Les dégénérés. 1895.

Mandonnet (L.). — Paralysie de l'accommodation consécutive aux oreillons. *A. O.* t. CXXIX, liv. 2, février 1903.

Marino. — Contribution à la séméiologie de la pupille. *Riv. sp. di fieu*, fasc. II, 1899.

Marro. — Les psychoses de la puberté. *Progrès médical*, 18 août 1900, p. 124.

— — Psychologie des déments précoces. Th. de Paris, 1902.

Masselon (René). — La Démence précoce. Paris, 1904.

Meige (Henry). — L'aptitude catatonique et l'aptitude échopraxique des tiqueurs. Congrès de Madrid, avril 1903.

Metaxas (d'Athènes). — L'influenza chez les anciens; un cas d'héméralopie. *Ann. d'Oc.*, p. 343.

Meyer. — Ueber Auto-intoxication Psychosen (Clin. du P. Siemerling, Kiel.). *Arch. für Psychiatrie*, t. XXXIX, f. 2, p. 286, 1904.

Mignot (Roger). — Etude des troubles pupillaires dans quelques maladies mentales. Th. de Paris, 1900.

Momoji Kako. — Contribution à la connaissance des affections oculaires dans le diabète sucré. *Klinische Monatsblaetter für Augenheilkunde*, mars et avril 1903.

MOOREN. — Les troubles visuels et les affections utérines. 1898, Wiesbaden.

MOREL. — Traité des maladies mentales, 1860.

NAGEL. — Observations cliniques des affections oculaires consécutives à la diphtérie. *Mittheil. aus der opht. Klin. in Tubingen*, Bd., II, Heft, 1, s. 165, et *Jahresberichtftu.*, 1884, p. 328.

NETTLESHIP. — Atrophie of one optic nerve after papillitis from erysipelas, affecting orbit during convalescence from scarlet fever. Cellulitis had probably extended from erysipelas of the face. *Opht. hosp. Reports*, XI, p. 65, 1887.

NIMIER. — Des manifestations oculaires de la grippe. *Gaz. hebd. de Méd. et de Ch.*, n° 15, avril, p. 171, 1890.

NOHL (E.). — Contribution à la connaissance de l'amaurose quinique. *Deütschmann's Beiträge für Aügenheilkünde*, pp. 914-959, fasc. XLVIII, 1901.

NOVELLI. — Névrite optique dans l'influenza. *Bolletino di Ocul.*, t. XIII, p. 5, 1890.

OGLESBY. — Des lésions du fond de l'œil dans le cours de la fièvre typhoïde. *Union médicale*, 1883, p. 59.

ORLOFF (K. Ch.). — Lésions de l'œil dans l'intoxication chronique par l'ergot de seigle. *Vracht russe*, n° 51, 1902.

PALLEMAERTS. — Névrite optique et lactation. Policlinique de Bruxelles, 1900.

PANAS. — Traité des maladies des yeux. 1894.

— — Le rôle de l'auto-infection dans les maladies oculaires. *Arch. d'Opht.*, mai 1897.

PARINAUD. — Atrophie des nerfs optiques dans l'érysipèle de la face. *Ann. d'Ocul.*, 1er sem., 1879, p. 261.

— — Sur les affections rhumatismales de l'œil. *Arch. d'opht.*, p. 167, 1884.

PARINAUD. — La névrite optique rétrobulbaire et les voies d'infection du système nerveux. *Journ. de Méd. et de Chir. pratiques*, 10 juillet, rés. in *R.G.O.*, p. 506.

PATINI (E). et G. MADIA. — Contribution clinique critique à l'étude de la Catatonie. *Annali di Nevroglia*, an XXI, fasc. 5, 6, pp. 412-463, 1903.

PÉCHIN. — Complications oculaires de la grippe. *Recueil d'ophtalmologie*, mars 1900, p. 129.

PINEL (Ph.). — Traité méd.-philosophique sur l'aliénation mentale. 1809.

PISNIATSCHEWSKY (A.). — De l'origine de la Catatonie. *Obozréni é psichiatrii*, 1900.

POKITONOFF (Me). — Contribution à l'étude des complications oculaires de l'influenza. Th. de Paris, 1890.

PONCET (de Cluny). — Rétino-choroïdite palustre. *Ann. d'Oc.*, 1er sem. 1878, p. 201.

PROTHON. — Néphrite optique d'origine variolique. Soc. des sc. méd. de Lyon, séance du 11 avril. *Lyon médical*, n° 21, p. 128, 1900.

— — Des lésions du fond de l'œil dans les infections générales aiguës. Th. Lyon, 1900.

RAVIART (G.) et P. CAUDRON. — Fréquence et évolution des lésions du fond d'œil dans la paralysie générale. Communication au Congrès de Bruxelles, 1902.

RAYMOND (P.). — Les érythèmes de la tuberculose. *Progrès médical*, 18 août 1900, p. 113.

RÉGIS. — Manuel pratique de Médecine mentale, 1892.

— — Des auto-intoxications, dans les maladies mentales. Congrès des médecins aliénistes, 1893.

RÉGIS. — Note à propos de la Démence précoce. *Revue de psychiatrie*, an. VIII, n° 4, avril 1904.

RÉGIS et LALANNE. — Catatonie et insuffisance rénale. Congrès de Limoges, séance du 5 avril 1901.

REMAK. — Cent cas de paralysies post-diphtériques. *Centralbl. f. Augenh.*, juin, rés. in *R. G. O.*, 1886, p. 421.

RIEDI. — Ein Fall von plotzlicher beiderseitiger Erblindung. *Wien. medizinische Presse*, 1885, nº 11, p. 337.

RING. — Doppel optic neuritis of malarial origine. *Med. and. surg. Reporter*, 4 avril 1890, rés. in. *R. G. O.*, 1891, p. 367.

RINGLER. — Des affections oculaires à la suite de l'influenza, Th. de doctorat, Bâle, 1892, rés. in. *R. G. O.*, 1894, p. 46.

ROBERTSON (F.) — L'action toxique dans la paralysie générale. *British med. Journal*, 26 octobre 1901.

ROGER. — Les maladies infectieuses. Paris, 1902, t. II, p. 869.

ROI. — De la névrite optique rhumatismale. Thèse de Paris, 1884.

ROMBRO. — Un cas de fièvre intermittente avec amaurose. *Rousslc. Med.*, nº 20, 1885.

ROSENBERG. — Pathogénie des névrites optiques d'origine toxique. *Société d'Ophtalmol.* de Saint-Pétersbourg, 15 mars 1901.

SANTOS FERNANDEZ. — Amaurose dans la fièvre intermittente. *Cronic Opht.*, Madrid, 1878.

SCHAPRINGER. — Amblyopie par inhalation d'alcool méthylique. *Académie de Médecine de New-York*, 13 oct., 1901.

SCHIEK (Fr.). — Recherches cliniques et anatomo-pathologiques sur les amblyopies toxiques. *Von Graefe's Archiv für Ophtalmologie*, vol. LIV, p. 3, sept. 1902.

SCHIRMER. — Les affections post-diphtériques de l'œil, *R. G. O.*, 1899.

SCHIRMER (O.). — Troubles oculaires post-diphtériques, Sammlung Zwangloser Abhandlüngen aùs dem Gebiete der Aùgenheilkùnde.

SEDAN. — Contribution à l'étude des symptômes oculaires observés pendant l'épidémie d'influenza. *Rec. d'Opht.*, n° 3, p. 137, rés. in *R. G. O.*, 1890, p. 335.

SEGGEL. — Troubles visuels, atrophie optique gauche dans la fièvre typhoïde, *Deutsch. milit. Aerzt. Zeitschr.* XIII, page 213, 1884.

SÉGLAS. — Auto-intoxication et délire. *Presse médicale*, 31 décembre 1898.

SÉGLAS. — Le dermographisme chez les aliénés. *Société médico-psychologique*, séance du 22 juillet 1901.

SÉGLAS. — Démence précoce et catatonie. *Nouv. iconogr. de la Salpêtrière*, 1902, n° 4.

SÉGLAS et CHASLIN. — De la Catatonie. — *Archives de Neur.*, 1888, n° 46.

SÉGLAS et DARCANNE. — Dermographisme chez les aliénés. *Ann. méd. psych.*, 1901, n° 1.

SENDRAL. — Des oreillons oculaires. *Recueil d'ophtalmologie*, février et avril 1901.

SEONGAL. — Atrophie double des nerfs optiques à la suite d'un érysipèle d'un côté de la figure. *Opht. Society* rés. in *R. G. O.*, 1833, p. 474.

SERBSKY (W.)— Contribution à l'étude de la démence précoce. *Ann. méd. psych.*, 1903, p. 380.

SÉRIEUX. — La Démence précoce. *Revue de psychiatrie*, juin 1902.

SÉRIEUX et MASSELON.— Signes physiques de démence précoce. *Société médico-psychologique*, séance du 30 juin 1902.

SIEMERLING. — Sur les modifications des réflexes pupillaires dans les maladies mentales. *All. Zeitsch. f. Psychiatrie*, t. LIII, fasc. 5.

SNELL. — Atrophie du nerf optique après une fièvre typhoïde. *Opht. Rev.*, V, 1er décembre 1882, p. 403.

SNELL (Siméon). — Deux cas de névrite optique double après l'influenza. *British med. Journ.*, 18 juin, p. 1308, 1892.

SNELL (Siméon). — Deux cas de cécité à la suite d'érysipèles de la face, dont un bilatéral. *Opht. Soc.*, rés. in *R. G. O.*, 1893, p. 524.

SOPHUS RUGE. — Un cas de papillo-rétinite dans le botulisme. *Klinische Monatsblatter für Augenheilkunde*, décembre 1902, p. 408.

SOURDILLE. — Considérations sur l'amaurose éclamptique. *Archives d'Ophtalmologie*, 10 octobre 1899.

STOELTING. — Conséquences oculaires d'une intoxication par la quinine. *Von Graefe's Archiv. für Ophtalmologie*, vol. LV, f. I, novembre 1902.

STŒWER. — Troubles oculaires de l'influenza. *Soc. de méd. de Nancy*, avril 1890, in *Jour. d'Ocul. et de Chirir.*, p. 104.

STRZEMINSKI. — Complications oculaires des maladies du foie. *Recueil d'Ophtalmologie*, janvier 1897.

SULZER (David). — Troubles de la vision dans l'impaludisme. *Arch. d'Ophtalm.*, n° 3, p. 1903, 1890.

SZWAJCER (Jacques). — Amaurose et hémianopsie dans la fièvre typhoïde. *Gazeta lekarska*, nos 20, 21, 22, rés. in *R. G. O.*, 1886, p. 574.

TALON. — Atrophie du nerf optique consécutive aux oreillons. *Arch. de méd. mil.*, 1883, p. 103.

TEILLAIS. — De l'amblyopie par intoxication paludéenne. *Bull. de la Soc. fr. d'Opht.*, p. 276, rés. in *R. G. O.*, p. 557, 1886.

TEILLAIS. — Troubles oculaires de la méningite aiguë. *A. O.*, t. CXXVI, n° 81, liv. 2.

TOURNEUX. — Contribution à l'étude des maladies oculaires causées par la variole. Th. de Paris, 1884.

UTHOFF. — Rapport sur les névrites optiques d'origine infectieuse et toxique. Congrès de médecine interne, Paris, août 1900.

— — Même sujet. Congrès d'ophtalmologie de Heidelberg, septembre 1900.

VOGT (R.). — Contribution à la psychologie des symptômes de la catatonie. *Centralbl. f. Nervenheilk.*, XXV, IVF, XIII, 1902.

WADSWORTH. — Névrite optique dans la rougeole. *Boston med. and surg. Journ.*, 30 déc. 1880.

WADSWORTH. — Un cas de double névrite optique avec ophtalmoplégie par intoxication saturnine compliquée d'une fièvre typhoïde. *Americ. opht. Soc.*, 15-16 juillet. — *N.-York. med. Journ.*, 1er août 1885, rés. in *R. G. O.* 1886, p. 86.

— — Trois cas de névrite optique dans la rougeole. *Trans. Opht. Soc.*, vol. VIII, p. 250.

WEILL. — Troubles pupillaires de nature hystérique. *La Clinique ophtalmologique*, 25 nov. 1900, p. 254.

— — Complications oculaires du scorbut. *Zeitschrift für Augenheilkunde*, mai 1903, p. 514.

WHITE. — Lésions du nerf optique qui accompagnent ou suivent les fièvres, spécialement la fièvre typhoïde. *Journ. of. americ medic. Association*, 28 oct. 1893, rés. in *R. G. O.*, 1894, p. 94.

WOODS (Hiram). — Névrite optique après la rougeole et la fièvre intermittente. *Arch. of Opht.*, t. XXI, fasc. 1, p. 95-104, rés. in *Arch. d'Opht.*, 1892, p. 588.

WOODS. — Cécité à la suite d'intoxication par l'emploi

du gingembre de la Jamaïque. *The Ophtalmic Record*, t. VIII, p. 55, 1899.

YARR. — Affections impaludiques de l'œil. *Brit. med. Journal*, 1898, p. 870.

ZAAS. — Un cas de cécité passagère après méningite. *Klinische Monatsblaetter für Augenheilkunde*, février 1901, p. 124.

ZANOTTI (A.)— Amaurose et amblyopie dans la lithiase rénale et névrite optique aiguë urémique. *A. O.*, t. CXXV, livre IV, p. 246.

TABLE DES MATIÈRES

Poitiers. — Imprimerie BLAIS et ROY, 7, rue Victor-Hugo.

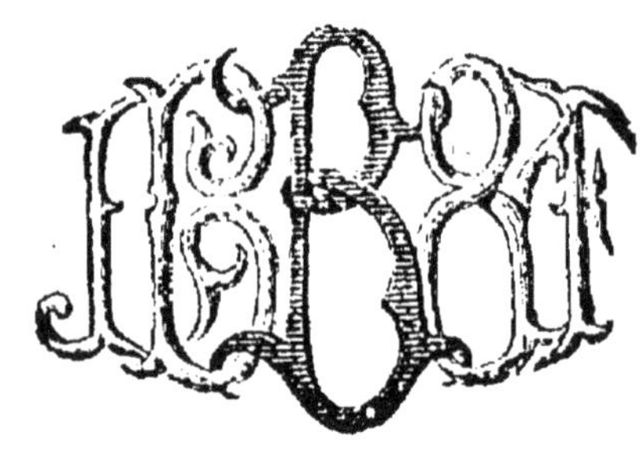

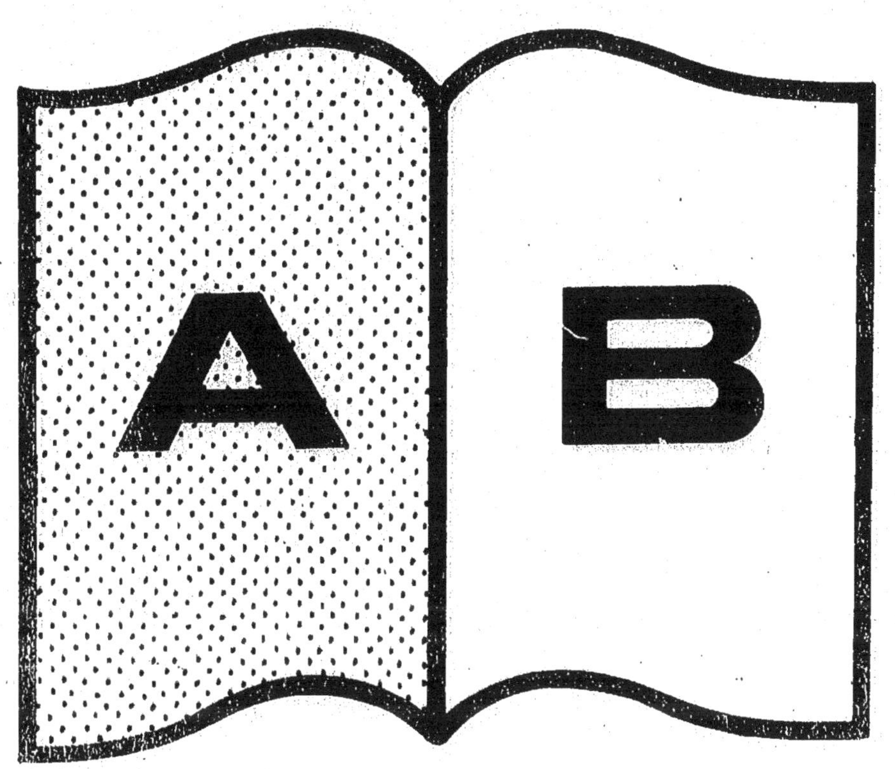

Contraste insuffisant

NF Z 43-120-14

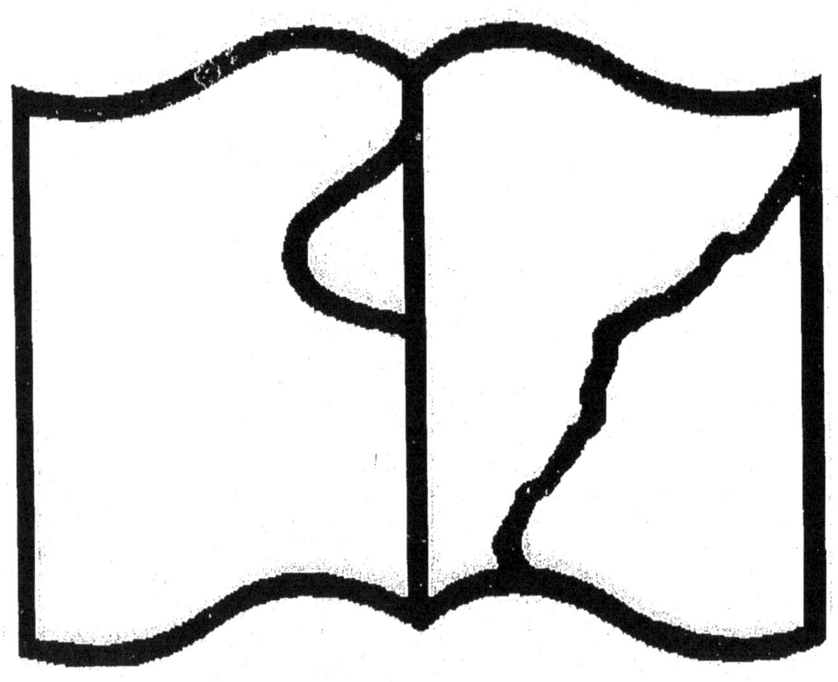

Texte détérioré - reliure défectueuse

NF Z 43-120-11

www.ingramcontent.com/pod-product-compliance
Ingram Content Group UK Ltd.
Pitfield, Milton Keynes, MK11 3LW, UK
UKHW021936200726
13855UKWH00007B/405